U0397229

肝移植·真相

——患者必读的100个问题

主编　叶海丹

清华大学出版社

北京

图书在版编目（CIP）数据

肝移植·真相：患者必读的 100 个问题 / 叶海丹主编 . —北京：清华大学出版社，2022.6
（2023.6重印）

ISBN 978-7-302-60865-3

Ⅰ . ①肝… Ⅱ . ①叶… Ⅲ . ①肝移植—问题解答 Ⅳ . ① R657.3-44

中国版本图书馆 CIP 数据核字（2022）第 082900 号

责任编辑：孙　宇
封面设计：吴　晋
责任校对：李建庄
责任印制：宋　林

出版发行：清华大学出版社
　　　　　网　　　址：http://www.tup.com.cn，http://www.wqbook.com
　　　　　地　　　址：北京清华大学学研大厦 A 座　　　邮　　　编：100084
　　　　　社 总 机：010-83470000　　　　　　　　　邮　　　购：010-62786544
　　　　　投稿与读者服务：010-62776969，c-service@tup.tsinghua.edu.cn
　　　　　质量反馈：010-62772015，zhiliang@tup.tsinghua.edu.cn
印 刷 者：天津鑫丰华印务有限公司
经　　销：全国新华书店
开　　本：145mm×210mm　　　印　张：5.625　　彩　插：3　　字　数：104 千字
版　　次：2022 年 6 月第 1 版　　　印　次：2023 年 6 月第 3 次印刷
定　　价：68.00 元

产品编号：096709-01

《肝移植·真相——患者必读的100个问题》

编 委 会

序 言

　　肝移植是外科尖端技术的高度集成，被誉为腹部外科手术的明珠。作为大器官移植的代表，肝脏移植已成为反映一个国家和地区整体医疗水平的重要标志。自 1963 年，现代器官移植之父托马斯·厄尔·斯塔兹尔（Thomas Earl Starzl）施行世界上第一例人体原位肝移植以来，历经近 60 年发展，肝移植已步入成熟时期。迄今全球已累积实施肝移植手术 10 万余例，肝移植术后 1 年存活率 >90%，5 年存活率在 70% ~ 85%。

　　自 20 世纪 90 年代以来，我国掀起了第二次肝移植发展热潮，2015 年全面开展公民逝世后器官捐献后，肝移植呈规范化、专业化和规模化发展，特别是 2017 年全球首例无缺血肝脏移植的问世，标志着中国的肝移植实现了从跟跑者向领跑者的转变，在移植例数和疗效方面均已达到西方发达国家水平。据中国肝移植注册中心数据显示，2018 年至 2020 年国内肝移植平均 6000 例 / 年，围手术期死亡率已降至 5% 以下，受体术后 1 年、3 年、5 年生存率分别达到 90%、80%、70%。

　　我国是肝病高发国家，每年有近 300 万患者病情发展为各种程度的肝硬化，其中 10% 左右进展为终末期肝硬化甚至肝癌，导致死亡。肝脏移植技术为广大终末期肝病患者提供了一种有效的挽救生命和改善生活质量的治疗手段。然而，专业、晦涩的医学知识阻隔了很多患者了解肝移植技术的机会，从而延误治疗，极为可惜。

为此，叶海丹护士长组织了一批有丰富临床经验的中青年专家，搜集整理大量国内外文献资料，特别是结合高水平器官移植中心的日常一线工作经验，就肝移植治疗过程中的常见问题，以问答的形式予以科普解答，编写成这部内容丰富、资料全面而又通俗易懂的著作。该书不仅全面阐述了患者治疗过程中可能产生的疑问，而且站在患者的角度，结合临床知识给出了翔实的回答。编者具有深厚的理论素养和临床经验，在日常与患者的相处中，充分了解患者的实际情况与需求。由他们来执笔，使本书兼具了理论的先进性和实践的可行性。

全书共分为 15 个模块，从肝病的表现及病因，到肝移植的现状及适应证；从肝移植术前准备，到术中、术后需要做的配合；移植术后早期并发症，到出院后工作、生活所要注意的事项等，都作了详细的介绍和解释。该书以一问一答的方式向读者解开了肝移植的面纱，真正做到了想患者之所需、答患者之所问。尤其难能可贵的是，为了保证本书的质量，叶海丹护士长在编撰过程中呕心沥血，精益求精。这部作品可谓集叶海丹护士长多年临床、护理成果之大全，是她心血和智慧的结晶。

我相信，该书的出版符合肝移植受者健康教育的需求，对提高社会大众对肝移植的认知将产生积极地推动作用。

中山大学附属第一医院副院长

2022 年 2 月

前　言

自 1963 年美国开展第一例人体原位肝移植以来，历经近 60 年的发展，肝移植技术已成为治疗终末期肝衰竭患者的首选治疗方案。迄今为止，肝移植已成功用于 60 多种肝脏疾病的治疗，主要包括慢性实质性肝病、胆汁淤积性肝病、暴发性肝功能衰竭、肝恶性肿瘤和其他疾病。据美国器官共享联合网络的资料显示，从 1988 年 1 月到 2016 年 4 月，美国共实施了 140 578 例肝移植手术，移植受者 1 年存活率接近 90.1%，5 年存活率超过 75%。中国肝移植注册系统的数据显示，从 1993 年 1 月 1 日至 2013 年 11 月 20 日，中国肝移植登记例数为 25 601 例，肝移植规模已跃居全球第二位，肝移植术后受者的生存率也接近国际水平，国内已有大批长期存活的肝移植受者。

手术对患者来说会产生一种较强的心理应激，可通过神经内分泌、免疫系统影响其生理功能和心理健康，从而会对手术预后产生直接影响。在围手术期，护士利用专业优势为患者提供个性化、优质的健康管理，可以提高患者对手术的耐受力，提高患者术后治疗的依从性，促进术后康复。目前，肝移植受者健康教育需求较高，且围手术期不同阶段健康教育需求不同，对术前各项健康教育内容的需求率为 58.2% ~ 69.7%，对术后健康教育内容的需求率为 81.8% ~ 97.6%。我们在临床工作中发现，有针对性的、通俗的健康教育可以更好地帮助患者完成整个治疗过程，并提高其后续治疗的依从性。

本书采用通俗易懂的语言，以问答的形式呈现，以科普为切入点，面向肝移植等待者及肝移植术后受者或其家属，满足读者快速找到亟待解决问题的需求。全书对肝移植围手术期健康及随访管理进行系统地介绍，具体内容涉及肝移植基本知识、术前评估、手术配合、ICU 管理、术后早期注意事项、移植后用药及并发症观察、出院及随访、生育与生活、预防接种等，目的在于指导患者在移植前后及日常生活方面的自我管理。

本书编委均是来自临床一线、具有丰富经验的行业专家，在此对各位编委的辛苦付出表示感谢。希望本书的出版对广大肝移植等待者及受者在移植前后、日常生活管理有所裨益。肝移植领域发展迅速，肝移植护理理念也在不断更新，部分内容尚处在探索阶段。编者水平有限，不足之处请读者见谅并不吝赐教。

叶海丹

2022 年 2 月

目　录

肝脏及肝病的基础知识

肝移植基础知识

术前评估："移"路之初

积极配合：肝移植手术不再"神秘"

监护病房：肝移植受者不一样的体验

术后早期注意事项：自我观察也重要

排斥反应：移植"不能承受之重"

药物："新肝"守护者

感染：重在预防

代谢并发症：肝移植受者的"烦恼"

饮食："吃货"的修养

适当活动：锻炼肌肉，防病御痛

肝脏及肝病的基础知识

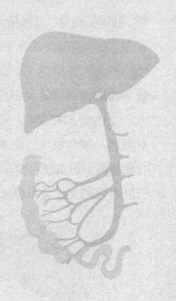

1 "肝脏"有话说

 1.1 肝脏结构

肝脏是人体最大的实质性器官，位于右上腹，重1200 ~ 1500g，约为体重的2%。由两个门、四个管道、两个系统、五个叶组成，近似楔形。两个门分别是第一肝门（有肝管、肝固有动脉、门静脉、淋巴管和神经出入）和第二肝门（由肝左、中、右静脉注入下腔静脉处）；四个管道分为流进管道（门静脉、肝动脉），流出管道（胆管、肝静脉）；两个系统为血液循环系统及胆道系统；五个叶分别是尾状叶、左外叶、左内叶、右前叶、右后叶。肝脏的血液供应约1/4来自肝动脉，输送氧气、激素、营养物质。肝动脉压力大，血液含氧量高，肝脏所需氧量的2/5 ~ 3/5来自肝动脉。门静脉占肝脏血供的3/4，为机体带来胃肠道吸收的营养物质（图1-1）。

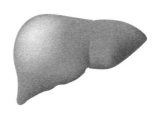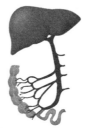

图1-1　肝脏结构

1.2 肝脏生理功能

　　肝脏既是物质代谢中枢，制造、储存、分解和转化机体所必需的几乎全部物质和能量原料，又是重要的分泌、排泄和免疫屏障器官，它对维持生命和内环境的稳定起到重要作用。肝脏的主要生理功能包括进行糖的分解、糖原的储存；参与蛋白质、脂肪、维生素、激素等的代谢；解毒；分泌胆汁；吞噬、防御功能；制造凝血因子；调节血容量及水、电解质平衡；产生热量等。在胚胎时期肝脏还有造血功能。现归纳其主要的生理功能如下：

　　（1）分泌胆汁：每日分泌胆汁 800 ～ 1000mL，含水、无机盐、胆盐、胆色素、胆固醇、卵磷脂、脂肪酸、黏蛋白等物质，经胆管流入十二指肠，帮助脂肪分解以及脂溶性维生素 A、维生素 D、维生素 E、维生素 K 的吸收。同时，肝脏也通过分泌胆汁排出代谢产物及外源性化学物，如胆固醇、胆红素和某些药物等。人体每天生成的胆固醇，其中 1/3 ～ 2/5 经由肝细胞转变为胆汁酸，再与甘氨酸、牛磺酸结合形成胆盐，这是人体清除胆固醇的主要途径。胆固醇、胆盐和卵磷脂在体内维持适当水平，是保持胆固醇为溶解状态的必备条件。当生成的胆固醇过多，肝细胞分泌胆盐、卵磷脂减少时，造成胆固醇沉积，是引起胆结石原因之一。

　　（2）代谢功能：食物消化后由肠道吸收的营养物质经门静脉系统进入肝脏。肝脏能将碳水化合物、蛋白质和脂肪转化为糖原，储存于肝内，当血糖减少时，又将糖原分解成葡萄糖,释放入血液。所以肝病患者容易出现血糖异常,必须定时监测血糖。在蛋白质代谢过程中,肝脏主要起合成、脱氨和转氨作用。肝脏是合成血浆蛋白的主要场所,同时将代谢产生的氨合成尿素经肾脏排出体外。所以肝病晚期出现血浆蛋白减少引起低蛋白水肿,血氨升高出现肝性脑病甚至肝昏迷危及生命。在脂肪代谢中肝脏能维持体内各种脂质(包括磷脂和胆固醇)的恒定,使之保持一定浓度和比例。当脂肪代谢紊乱时,脂肪堆积于肝脏内形成脂肪肝。肝脏也参与多种维生素代谢,肝内胡萝卜素酶能将胡萝卜素转化为维生素 A,并加以储存。人体 95% 的维生素 A 储存于肝脏。同时还参与 B 族维生素、维生素 C、维生素 D、维生素 K 等的合成。在激素代谢方面,肝脏对雌激素、神经垂体分泌的抗利尿激素具有灭活作用。当肝脏出现疾病时,肝脏对激素的灭活功能降低,某些激素在人体内堆积,易引起物质代谢紊乱。如醛固酮、血管升压素在体内堆积引起水钠潴留,肝病晚期出现的水肿、腹腔积液也与这两种激素水平升高有关。如体内雌激素增多,易引起蜘蛛痣、肝掌及男性乳房发育等现象。

(3)凝血功能:肝脏除合成纤维蛋白原、凝血酶原外,还产生凝血因子 V、Ⅶ ~ Ⅻ。另外,储存在肝内的维生素 K 对凝血酶原和凝血因子Ⅶ、Ⅸ、Ⅹ的合成是不可缺少的,所以肝功能严重受损时会出现凝血功能障碍。

(4)解毒作用:经肠道吸收的营养物质、代谢过程中产生的毒物或外来的毒物,随血液进入肝脏,在肝内主要通过单核 - 吞噬细胞系统进行吞噬或通过分解、氧化和结合等方式转化为无毒或低毒物质，再通过尿或胆汁排出体外。

（5）吞噬或免疫作用：肝脏通过单核 - 吞噬细胞系统的库普弗（Kupffer）细胞的吞噬作用，将细菌、抗原抗体复合物、色素和其他碎屑从血液中清除。

此外，肝脏还有强大的再生功能，一般认为人体肝脏的修复过程需要约 1 年。所以肝脏局灶性病变可行肝部分切除术。同时肝细胞对缺氧非常敏感，肝脏缺血超过一定的时间，可能会引起肝细胞缺氧坏死。肝脏术后患者低流量吸氧，提高机体血液含氧量对肝细胞有益。

2 肝病有哪些临床表现

2.1 肝病患者为什么会出现黄疸

黄疸是临床上常见的一种症状和体征，是由胆红素代谢障碍而引起的血清内胆红素浓度升高导致的，主要表现为皮肤、黏膜、巩膜及其他组织被染成黄色（图 1-2）。根据病因不同可将其分为溶血性、肝细胞性、梗阻性和先天性非溶血性黄疸，其中肝细胞

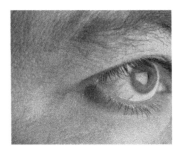

图 1-2　黄疸

性黄疸最常见。肝细胞性黄疸是因肝细胞病变造成其摄取、转化和排泄胆红素的功能发生障碍，以致于有相当量的非结合胆红素储留在血液中；同时因肝细胞损害和肝小叶结构破坏，致使结合胆红素不能正常排入细小胆管而反流入血，发生黄疸。大多数急性或慢性肝炎引起的黄疸就属于这一类型。

2.2 肝病患者为什么会厌油腻、胃口差

（1）胃酸及消化酶分泌减少：肝炎患者胃酸分泌减少，消化酶生成和分泌减少，活性降低，致使消化吸收功能受影响。

（2）胆汁分泌、排泄障碍：肝炎急性期和黄疸型肝炎多伴有胆管炎症或阻塞，肝功能不全时，胆汁的分泌和排泄不足，影响脂类和脂溶性维生素的吸收，导致患者出现脂肪泻或厌油腻食物的临床表现。

（3）B 族维生素缺乏：肝炎患者 B 族维生素吸收障碍，从而使消化吸收功能受影响。

（4）胃肠炎症：病毒性肝炎急性期常伴发胃肠炎，致使胃、十二指肠及空肠出血、黏膜下水肿等炎症改变，导致胃肠消化吸收功能障碍。

（5）门静脉高压：慢性活动性肝炎患者，由于出现门静脉高压，使胃肠道淤血、水肿，影响食物的消化和吸收。

（6）肝脏解毒功能下降：肝炎患者特别是重型肝炎患者的肝细胞大量损伤，导致肝脏解毒功能下降，使某些"有

毒物质"滞留体内，影响高级神经中枢功能，引起食欲减退等症状。

2.3 肝病患者为什么会发生血糖异常波动

　　肝脏是葡萄糖生成和储存的主要器官，通过调节糖原合成与分解、糖异生等途径在葡萄糖稳定中发挥关键作用。人体在空腹状态下通过糖异生和糖原分解生成葡萄糖，进食后葡萄糖又以糖原形式储存。因此，由于各种原因引起肝实质细胞损伤时易造成糖代谢紊乱，即糖耐量异常甚至糖尿病，这种由慢性肝病基础发展而来的糖尿病称为肝源性糖尿病。高血糖主要是由于门静脉高压，血液门 - 体分流，降低了餐后肝细胞摄取门静脉流经的葡萄糖，从而升高了血糖。肝病晚期也可能表现为低血糖，肝细胞大量凋亡，肝糖原储备明显减少，同时肝糖原转变为葡萄糖的过程障碍，肝细胞灭活，胰岛素功能降低，使血中胰岛素含量升高出现低血糖。血糖水平受多种因素的影响，如肝脏功能受损程度、饮食情况、服药情况、睡眠质量、劳动强度、情绪等因素。

2.4 肝病患者为什么容易出现牙龈出血或鼻出血

　　人体内大部分的凝血因子在肝内合成。肝细胞损伤后，肝脏产生凝血因子的功能下降，继而凝血机制发生障碍；另外，肝硬化时患者脾功能亢进，血液机械性破坏增多，导致血小板减少，血小板计数低于 $50×10^9/L$ 时则有出血危险。慢性肝病患者的出血往往有多种表现，可能在刷牙时牙龈出血或活动时鼻腔出血，也可能在食物上出现血痕。重症肝病患者的出血现象常较为严重，除了鼻、牙龈出血和皮肤出现瘀斑外，还可能出现呕血或排柏油样便，女性患者出现月经过多等。因此，当肝病患者出现以上出血情况时应及时就医。

2.5 肝病患者为什么会出现肝掌、蜘蛛痣

肝病导致内分泌失调，表现为肝脏对雌激素的灭活功能减退，致体内雌激素增多，造成皮肤小动脉血管扩张明显。多发生于手掌、胸壁、颈部等部位，可在皮肤局部形成毛细血管的迂曲扩张，表现为肝掌（大、小鱼际肌）或蜘蛛痣（颈部及前胸壁）（图1-3、图1-4）。

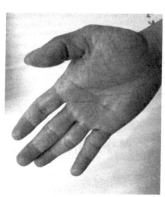 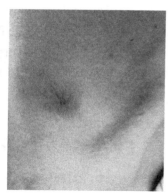

图1-3 肝掌　　　　　　图1-4 蜘蛛痣

2.6 肝病患者为什么会出现皮肤瘙痒

肝病皮肤瘙痒的主要原因是胆红素升高，升高的胆红素沉积于皮下形成胆盐，刺激皮下神经，从而导致皮肤瘙痒的症状，这种类型的皮肤瘙痒是以全身瘙痒为主。而某些肝病可能会导致免疫力下降，也可能出现局部的细菌、真菌感染，从而导致局部的皮肤瘙痒。此外，也可能因肝病本身就合并其他的皮肤病变，而引起相应的皮肤瘙痒。在临床上，治疗措施主要是保肝、消炎利胆、对症治疗等，降低血液中胆红素含量，达到止痒的目的。为避免皮肤破损造成感染，生活中还需要注意平时的自我护理。措施如下：①避免刺激皮肤：使用温水沐浴，避免水温过高，避免使用强刺激的清洁液，贴身衣物选择光滑纯棉制品，保持床铺清洁柔软；②避免抓挠：尽量避免抓挠、洗烫，应修剪指甲，必要时戴手套；③润肤止痒：皮肤瘙痒时，可外用炉甘石洗剂止痒；④饮食调理：宜进食营养丰富、维生素含量高、易消化、清淡的饮食，避免辛辣等刺激性食物，以防加重皮肤瘙痒；⑤其他：瘙痒严重影响睡眠者，可告知医生，遵医嘱适当使用促进睡眠的药物。

2.7 肝病患者为什么会呕血、黑便

由于肝脏的代偿功能，肝硬化早期可无症状或症状轻，晚期则以肝功能减退和门静脉高压为主要表现，导致食管

胃底静脉的血液难以向门静脉汇流，继而出现食管胃底静脉曲张（图 1-5、图 1-6）。曲张后的静脉常因恶心、呕吐、咳嗽、负重、便秘等使腹内压突然升高，或因进食粗糙食物损伤曲张静脉引起出血，出血量少而速度慢的可能仅见黑便；出血量大、速度快的可因血液反流入胃，引起恶心、呕吐而出现呕血。出现黑便或呕血时，严重者可危及生命，应及时到医院救治。

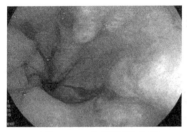
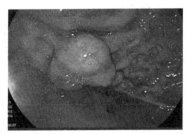

图 1-5　食管静脉曲张　　　　图 1-6　胃底静脉曲张及出血

2.8 肝病患者为什么会出现腹腔积液

腹腔积液，是肝功能减退和门静脉高压的共同结果，是肝硬化失代偿期最突出的临床表现之一。患者常诉腹胀，大量腹腔积液使腹部膨隆、状如蛙腹，甚至导致脐疝（图 1-7）；横膈因此上移，运动受限，致呼吸困难和心悸。腹腔积液形成的机制：①门静脉高压：腹腔内脏血管床静水压增高，组织液回收减少而漏入腹腔，是腹腔积液形成的决定性因素；②低蛋白血症：白蛋白低于 30g/L 时，血浆胶体渗透压降低，毛细血管内液体漏入腹腔或组织间隙；

③有效循环血容量不足：肾血流量减少，肾素 - 血管紧张素系统激活，肾小球滤过率下降，排钠和排尿量减少；④肝脏对醛固酮和血管升压素灭活作用减弱，导致继发性醛固酮增多和血管升压素增多，前者作用于远端肾系小管，使钠重吸收增加，后者作用于集合管，水的吸收增加，导致水钠潴溜，尿量较少；⑤肝淋巴液量超过了淋巴循环引流的能力：肝窦内压升高，肝淋巴液生成增多，自肝包膜表面漏入腹腔，参与腹腔积液形成。

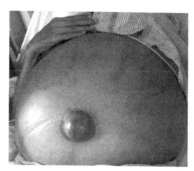

图 1-7　脐疝

2.9　腹腔积液的处理及注意事项有哪些

　　肝硬化腹腔积液患者表现为腹胀乏力、可伴双下肢水肿，腹部膨隆者常伴腹壁静脉曲张，大量腹腔积液者可出现呼吸困难。临床上予以对症处理：

　　1）通常予静脉补充白蛋白，使用螺内酯、呋塞米等利尿药物。

　　2）大量腹腔积液者，可在 B 超引导下留置腹腔引流管定期开放引出腹腔积液。注意放腹腔积液的速度宜慢，每天放腹腔积液量控制在1000mL以内，避免大量放腹腔积液引起大量蛋白质丢失及水、电解质紊乱而诱发肝昏迷。

3）监测生命体征，注意血氨浓度，观察意识的变化。

4）给予维生素含量高、高热量、高蛋白、易消化、无刺激性、纤维素少的饮食，如果血氨高，应限制食物蛋白的摄入。定期监测血液电解质，适当注意低盐或无盐饮食，严格限制水的入量，每天测腹围、记录出入量、称体重。

5）如为轻度腹腔积液，可取平卧位。休息为主，适当运动。

6）对大量腹腔积液者，应取半卧位，以使膈肌下降，增加肺活量，减少肺淤血，给予吸入氧气，以减轻呼吸困难及心率加快等症状。下肢水肿者夜间睡眠时垫高双下肢。做好受压皮肤的保护，预防压疮。

7）保持大便通畅，防止便秘。

2.10 什么是肝性脑病

肝性脑病是指严重肝病引起的、以代谢紊乱为基础的中枢神经系统功能失调综合征，其主要临床表现是意识障碍、行为失常和昏迷，肝硬化晚期者多见。上消化道出血、大量高蛋白饮食、大量放腹腔积液、便秘、尿毒症、感染或手术创伤等因素易诱发肝性脑病；安眠药、镇静药、麻醉药物、大量利尿剂等药物的使用也是诱发肝性脑病的重要因素。急性肝性脑病起病急骤，前驱期极为短暂，可迅速进入昏迷。慢性发作的肝性脑病，可出现性格改变、胡言乱语、无法正确计算、对答不切题、行为改变（如乱写、乱画、乱洒水、乱吐痰、乱扔纸屑、随地大小便，房间内的桌椅随意乱拖乱放等毫无意义的动作）、睡眠习惯改变、呼吸出现烂苹果味或大蒜味、部分患者有扑翼样震颤。

2.11 肝性脑病的预防及处理

1）保持大便通畅，每天大便 2 ~ 3 次，必要时遵医嘱服用乳果糖，或予温盐水加乳果糖保留灌肠或用食醋等灌肠。

2）监测血氨浓度，血氨高时，限制蛋白质饮食，不吃肉类、豆腐等蛋白含量高的食品，可静脉补充白蛋白。

3）肝硬化患者由于进食量少，使用利尿药物、大量放腹腔积液等易造成低钾性碱中毒，诱发或加重肝性脑病。因此使用利尿药、放腹腔积液时应输入足量的白蛋白以维持有效血容量，同时应经常检测血清电解质、血气分析等，如有低血钾或碱中毒应及时纠正。

4）慎用镇静类、安眠类药物。使用降血氨药物如天冬氨酸、鸟氨酸、精氨酸等。

伴有食管胃底静脉曲张的门脉高压患者需要注意什么

在等待肝移植期间，伴有食管胃底静脉曲张的门脉高压患者要积极预防消化道出血。临床上必须注意：

1）易消化清淡饮食，不吃辛辣刺激、粗纤维多、油炸类食物。

2）注意休息，避免劳累，监测生命体征，维持适当血压。

3）遵医嘱服用降低门静脉压力预防消化道出血的药物如普萘洛尔，使用时要注意数脉搏，每分钟低于 60 次时应暂停服用。

4）遵医嘱使用预防出血的药物，抽血监测凝血功能、血常规，脾功能亢进者注意血小板指标。必要时遵医嘱补充血小板、纤维蛋白原等改善凝血功能。

5）预防性使用醋酸奥曲肽注射液、注射用生长抑素等，保护胃黏膜，预防出血。

6）避免重体力劳动，预防跌倒。

7）如果出现呕血、黑便，立即禁食，卧床休息，予心电监护，开通两条以上的静脉通道，快速补液、配血，遵医嘱输血，停留胃管，积极在内镜下行胃底静脉套扎或硬化剂栓塞，必要时行三腔二囊管压迫止血。

脾大、脾功能亢进患者肝移植时需行脾切除术吗

对于门静脉高压及脾功能亢进的处理方法主要包括脾切除、脾动脉栓塞等。脾切除和部分脾栓塞对肝硬化门脉高压所致的脾功能亢进虽有确切的疗效，但也有较多的并发症。肝移植虽然也对改善脾功能亢进有帮助，但也存在肝移植后持续脾功能亢进的状况。脾切除虽能彻底解决脾功能亢进，但失去脾脏后免疫功能下降，术后出现高热、暴发性感染的概率增大；同时，门静脉失去脾静脉的血液回流，门静脉血栓的发生率将明显提高，部分脾切除者还会继发高血小板症。所以，除巨脾占据空间过大者、除术前血小板极其低下者外，一般不需要同时行脾切除术。

5 重症肝病患者的福音——人工肝治疗

各种原因引起的肝衰竭早、中期，凝血酶原活动度介于20% ~ 40%之间，终末期肝病肝移植前等待肝源期间，严重胆汁淤积性肝病经内科药物治疗效果欠佳者、各种原因引起的严重高胆红素血症等，均可考虑做人工肝治疗。

15

所谓人工肝治疗，就是一种利用血液净化技术暂时替代肝脏功能，使肝细胞得以恢复再生，并最终挽救患者生命的医疗技术，包含血浆置换、血液透析、血液滤过、分子吸附循环系统、连续性血液净化治疗等方法。与传统治疗方法不同的是人工肝治疗能暂时取代受损的肝脏"行使"各项功能，包括清除肝脏内的黄疸和毒素，补充需要肝脏自身合成的凝血因子和蛋白质。此项技术已成为全国各大医院抢救危重患者有效的方法，能显著降低急性、亚急性重型肝炎患者的病死率，对于没有干细胞再生能力的慢性重型肝炎患者，人工肝技术也能延缓和有效控制病情，为等待供体赢得时间。

6 积极评估和治疗：原发性肝癌患者安心等肝来

 6.1 原发性肝癌患者在等待肝移植期间需要注意什么

（1）休息：不宜进行重体力活动及高强度的体育锻炼。保持情绪稳定，减轻心理压力。保证每天 8 小时以上的睡眠时间，避免劳累。

（2）酒精及药物：严格禁酒。避免不必要且疗效不明确的药物、各种解热镇痛的复方感冒药、未经证实的中药及保健品，以减轻肝脏代谢负担，避免肝毒性损伤。若因失眠需要服用安眠药，应在医生指导下慎重使用。

（3）饮食：鼓励进食营养丰富、易消化的软食，增加食物的色、香、味及品种，以增加食欲。中晚期食欲明显减退者，应使用静脉营养支持。

（4）自我病情观察：腹胀、腹痛的程度、部位；大便的颜色，有无上消化道出血、肝性脑病等并发症；如出现突然腹痛或血压降低等情况应及时急诊就医。

（5）移植前的治疗和随访：无论是否使用其他方式辅助治疗，移植等待名单上的原发性肝癌患者均需要接受定期的影像学检查，每 3 个月 1 次 CT 或 MRI 扫描，以确认肿瘤是否稳定，如发生肿瘤进展可能需要治疗。

6.2 肝脏肿瘤患者在等待期间需做哪些治疗预防肿瘤进展

肝切除手术是肝癌首选的治疗方法，可通过完整地切除肿瘤组织，达到治愈的目的。除了手术以外，其他的治疗方法包括射频消融、微波消融、高强度聚焦超声、动脉化疗栓塞、酒精注射、冷冻治疗、放疗、分子靶向治疗、免疫治疗和中医药治疗等，主要用于由于各种原因不能接受手术治疗的患者。

其中，肝癌射频消融原理是利用微波或射频的热效应，通过组织中的极性分子尤其是水分子的振荡来加热肝组织，从而在靶区内引起热凝固，能达到与肝癌切除、肝移植相媲美的效果；适用于较小的单发肝癌，并且远离重要血管，肝癌手术切除后复发或肝储备功能差不能耐受手术切除的患者。

肝动脉介入栓塞化疗，即通过股动脉置管的方法到达肝动脉，注入栓塞剂或抗肿瘤药物，常用于不能手术切除的中晚期肝癌患者，能够达到控制疾病延长生存期的目的。

最近几年研发的分子靶向药物索拉非尼可以延缓肿瘤进展，延长患者生存时间达 2 ~ 3 个月，有 73% 的患者病情得到延缓，但该药物价格较为昂贵，同时可能会伴有腹泻、皮疹、高血压、手足综合征等较严重的不良反应，综合效果还需进一步评价。

7 肝病患者术前饮食需注意什么

 7.1 肝病饮食原则

饮食原则包括高热量、高蛋白质、维生素含量高、易消化的饮食，严禁饮酒，适当摄入脂肪，动物脂肪不宜过多，需根据病情变化及时调整。

（1）蛋白质：以豆制品、鸡蛋、牛奶、鱼、鸡肉、瘦猪肉为主。血氨升高或出现急性肝性脑病时应限制或禁食蛋白质，待病情好转后再逐渐增加摄入量，乳制品蛋白和植物蛋白（如豆制品）优于动物蛋白。

（2）维生素：新鲜蔬菜和水果含有丰富的维生素，如西红柿、柑橘等。

（3）限制钠和水的摄入：有腹腔积液者应限制钠摄入在500 ～ 800mg/d（氯化钠1.2 ～ 2.0g/d）；进水量1000mL/d以内，如有低钠血症，应限制钠摄入在500mL/d左右。高钠食物有咸肉、酱菜、酱油、罐头食品、含钠味精等，应尽量少食用；含钠较少的食物有粮谷类、瓜茄类、水果等。限钠饮食常使人感到食物淡而无味，可适量添加柠檬汁、食醋等，改善食品的调味，以增进食欲。

（4）避免损伤曲张静脉：有食管胃底静脉曲张者应食菜泥、肉末、软食，进餐时细嚼慢咽，咽下的食团宜小且外表光滑，切勿混入糠皮、硬屑、鱼刺、甲壳等坚硬、粗糙的食物，以防损伤曲张的静脉导致出血。

（5）肝硬化晚期肝性脑病：肝性脑病者应避免长时间空腹，少食多餐，每天安排4 ～ 6餐，包括夜间进食。夜间加餐能减少蛋白质与脂肪消耗，对肝病者更有效，建议夜间补充碳水化合物。

（6）其他：如发生低钾应注意补充含钾高食物，如香蕉、橙子、海带、紫菜、黑木耳、韭菜等；如有糖尿病史者，除以上内容外还应注意糖尿病饮食。

7.2 肝硬化患者可以吃鸡蛋吗

蛋白质有助于肝细胞的修复，应保证其摄入量。鸡蛋是高蛋白食物，营养丰富，故一般情况下肝硬化患者可以适量食用。但鸡蛋黄胆固醇含量较多，过量食用可能导致高胆固醇，加重肝分泌胆汁的负担，需要少量食用或者不吃。进食大量的蛋白质会引起肠道内的氨增多，容易诱发肝性脑病。发生肝性脑病时，症状比较轻微者可以少量食用鸡蛋，而处在昏迷期者则需要禁食鸡蛋。所以，肝硬化的患者大部分可以进食鸡蛋，而肝衰竭或者是患有肝性脑病先兆者，需要控制蛋白质的摄入。

7.3 肝硬化患者可以吃鱼肉吗

鱼肉也属于优质蛋白食物，营养丰富，一般情况下肝硬化患者可以食用。血氨升高引起肝性脑病的患者应限制或禁食鱼肉。有食管胃底静脉曲张的患者进食鱼肉时应尽量选用少刺的鱼，避免鱼刺损伤曲张的静脉导致出血。

7.4 肝硬化患者可以吃营养粉吗

营养粉在市场上有很多不同的种类，其主要成分是蛋白质，包括动物蛋白和植物蛋白。肝硬化患者由于肝脏对蛋白质的加工、利用出现障碍，应适当增加蛋白质的摄入量。食物不能满足营养需求时可用一些正规的营养剂（最好是国药准字的）进行补充，如一些肠内营养粉，一般分氨基酸型、短肽型和整蛋白型。肝硬化患者最好用氨基酸型，不需要消化就可直接吸收，不会导致肠道内产氨增多，也可用短肽型，慎用整蛋白型。但对于肝昏迷、肝硬化晚期患者，供给过多蛋白质会增加肝脏负担，加剧病情，应限制动物蛋白摄入。又因其在体内代谢会产生较多的氨，可以诱发或加重肝昏迷，所以这类患者可以选择富含支链氨基酸的植物蛋白，特别是大豆蛋白。因此，一般情况下肝硬化患者可以适量食用合适的营养粉，有助于增强抵抗力。肝功能衰竭或是有肝性脑病先兆者应限制或禁食营养粉。

（芮丽涵　陈慧琳　张利姗）

肝移植基础知识

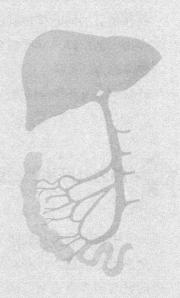

8 肝移植及器官联合移植

　　肝移植是指肝脏疾病发展到晚期危机生命时,采用外科手术的方法,切除已经丧失功能的病肝,然后把一个健康完整的或部分肝脏移植入人体内,以挽救濒危患者的生命,这个过程就是肝移植,俗称"换肝"。肝移植已经成为治疗终末期肝病的唯一有效方法。重症肝病患者往往合并其他器官的衰竭,多囊肝患者往往存在多囊肾,这就需要移植肝的同时移植其他器官,肝与其他器官的联合移植多用于治疗终末期肝病合并其他脏器功能衰竭,临床开展较多的为肝肾联合移植、肝小肠联合移植、肝胰联合移植、肝胰十二指肠联合移植。

9 国内外肝移植发展现状

　　中国的肝移植起步于 20 世纪 70 年代,经过几代人半个多世纪的努力,肝移植在我国已从最初的探索发展成目前针对诸多终末期肝病行之有效的临床治疗方法。特别是最近 20 余年的临床探索和科技创新,我国的肝移植数量及质量已达国际领先水平。但供体短缺仍然是限制我国肝移植事业发展的重要因素之一。2010 年，原卫生部和中国红十字总会共同推进中国公民逝世后器官捐献工作，有力促进了中国肝移植事业的健康发展。公民逝世后器官捐献是目前我国器官移植供体的主要来源。针对乙型肝炎相关性肝病和肝癌，我国推出了符合自身国情的肝移植相关指南和标准，进一步扩大了肝移植受助人群。同时，科技水平的进步促进了我国肝移植外科技术的不断创新，在腔镜供体手术、无缺血肝移植、活体肝移植等方面我国已经走在了世界前列。

迄今为止，肝移植已成功用于 60 多种肝脏疾病的治疗，主要包括慢性实质性肝病、胆汁淤积性肝病、暴发性肝功能衰竭、肝恶性肿瘤和其他疾病。器官的获得、受体选择等在过去五年中发生了变化，肝移植的适应证在不断扩大，等待肝移植患者数量的增长与接受肝移植的数量不成比例，供体短缺问题严重。越来越多的移植中心通过发展机器灌注边缘器官和活体供体肝移植来弥补这一差距。因此，国外近期的研究重点是寻找可移植器官的方法，也提出了异种移植和通过支架或 3D 打印制造器官等实验性概念。

10 年龄大了还能换肝吗

在早期，多数肝移植将年龄上限定为 50 ~ 55 岁，随着手术技术的进步和免疫抑制手段的发展，肝移植的受体年龄也在不断增长。如今，越来越多的高龄患者接受了肝移植手术，已有受体年龄为 78 岁的肝移植病例报道。老年肝移植患者的主要特点是生理功能减退、耐受疾病或手术的能力下降，同时可能合并其他系统疾病，使得其肝移植治疗难度增大。因此，其术前评估、围手术期处理和术后治疗都需要更多地考虑全身状况和重要器官功能。

11 儿童肝移植疗效如何

儿童肝移植（受体年龄小于 18 周岁）是肝移植领域内一个独特的分支。自 1967 年 Starzl 等在丹佛为一位患肝细胞癌的 1 岁女童成功实施肝移植以来，儿童肝移植经过了 50 余年的发展历程。随着器官移植保存方法的改进，麻醉和手术方式的发展，术前评估和术后监护的完善，移植免疫研究的深入以及新型抗排斥药的相继问世，肝移植已成为儿童终末期肝病的一种常规治疗手段，任何威胁到患儿生命的肝脏疾病均可考虑肝移植。经过多年努力，我国整体儿童肝移植术后 1 年存活率达 85%，在有些移植中心甚至高达 90%，5 年存活率在 80% 左右。随着儿童肝移植术后生存率的不断改善，人们对患儿术后生活质量的关注也越来越多。Stewart 等学者比较了 29 位肝移植患儿的术前和术后 1 年的智力、运动能力、社交技能和生长发育。40% ~ 50% 的患儿在肝移植术前存在运动、精神发育迟缓，术后第 1 年并无明显变化。随后，可以恢复到正常水平，发病年龄较早（1 岁以内）的患儿相对发病年龄较晚的患儿更易出现精神和运动发育迟缓，尤其是对智力的影响非常大。所有患儿通过肝移植手术均能很好地改善体重、头围及各类人体生长发育测量参数及其社交能力，当然尚未达到线性生长的速度。有文献表明，儿童肝移植受者术后能正常发育、正常生活、正常上学，智力、学习成绩与一般儿童无明显差异，能参加各项活动，包括体操和徒步旅行。

 哪些疾病需要行肝移植

1）肝实质性疾病——终末期肝硬化是肝移植的主要适应证。

（1）病毒性肝炎肝硬化：①乙型肝炎后肝硬化，亚洲人多见，是我国移植中心肝移植的主要适应证；②丙型肝炎后肝硬化居美国器官共享联合网络（united network for organsharing，UNOS）肝移植适应证首位。

（2）酒精性肝硬化：居 UNOS 肝移植适应证第 2 位（占 16.4% ~ 17.1%），居中国肝移植适应证第 4 位。酒精性肝硬化患者肝移植术后长期存活率较高，但若术后继续饮酒则会增加肝损害与排斥反应的发生，因此术后受者能否继续戒酒至关重要。术前戒酒半年以上，同时有较好家庭与社会心理支持系统的患者方能接受肝移植。

（3）自身免疫性肝炎肝硬化：应通过免疫学和血清学检查等方法与慢性病毒性肝炎及其他病因引起的肝硬化相鉴别。自身免疫性肝炎根据血清免疫学指标分为3个亚型，均以高球蛋白血症、女性易患并伴有其他自身免疫性疾病为特点。3个亚型的自身免疫性肝炎均可予抗排斥药治疗，通常应用糖皮质激素和硫唑嘌呤，但多数发展为肝硬化肝功能失代偿或急性肝功能衰竭，是肝移植的适应证。

（4）急性肝衰竭：是指起病4周内发生的肝衰竭，以肝性脑病为重要特征。其病因包括各型肝炎病毒或其他非嗜肝病毒、氟烷和特异体质药物反应、捕蝇蕈属毒菌类中毒、Wilson病以及妊娠性急性脂肪肝等。

（5）终末期非酒精性脂肪性肝病（non-alcoholic fatty liver disease，NAFLD）：可考虑行肝移植术，但仅作为延长患者生命的一种选择。终末期NAFLD在肝移植后仍会复发，且很快从单纯性脂肪变性进展为脂肪性肝炎。因此，减轻体重、充分治疗高血糖和高血脂，是肝移植术前和术后的主要目标。

（6）其他：如先天性肝纤维化、囊性纤维化肝病、多囊肝、新生儿肝炎、肝棘球蚴病（包虫病）、布加综合征和严重的复杂肝外伤等。

2）胆汁淤积性肝病。

胆汁淤积性肝病包括行Kasai手术无效的先天性胆道闭锁患者、Caroli病、原发性胆汁性肝硬化、原发性硬化性胆管炎、家族性胆汁淤积病、广泛肝内胆管结石和继发性胆汁性肝硬化等。

3）先天性代谢性肝病。

先天性代谢性肝病包括肝豆状核变性（Wilson 病或铜蓄积症）、α1- 抗胰蛋白酶缺乏症、酪氨酸血症、血色素沉积症、Ⅰ型和Ⅳ型糖原累积综合征、家族性非溶血性黄疸（Crigler-Najjar 综合征）、原卟啉血症、Ⅱ型高脂蛋白血症、家族性铁累积性疾病、血友病 A、血友病 B、脂肪酸氧化代谢病、海蓝组织细胞增生症、Ⅲ型尿素循环酶缺乏症、Ⅰ型高草酸盐沉积症、蛋白 C 缺乏症、家族性高胆固醇血症、鸟氨酸转移酶缺乏症以及 Nieman-Pick 病等。先天性代谢性疾病病理过程复杂，随着病情进展多引起一系列并发症，导致多器官功能损害，部分患者在婴幼儿期即夭折。先天性代谢性肝病诊断明确后行肝移植多可治愈，因患者多为儿童，适合行活体肝移植或劈离式肝移植。

4）肝脏肿瘤。

（1）肝脏良性肿瘤：包括肝巨大血管瘤、肝多发性腺瘤和多囊肝等，切除后残肝无法维持生存者宜行肝移植术。

（2）肝脏恶性肿瘤：原发性肝脏恶性肿瘤包括肝细胞癌（hepatocellular carcinoma，HCC）、胆管细胞癌、肝血管内皮肉瘤、肝囊腺癌、平滑肌肉瘤和黑色素瘤等，范围广泛或伴有重度肝硬化而肝外尚无转移者可施行肝移植。HCC 是最多见的原发性肝脏恶性肿瘤，是早期肝移植的主要适应证。在继发性肝脏肿瘤中，来自类癌肝转移癌者肝移植效果较好。肝转移性神经内分泌癌病变广泛、疼痛剧烈或伴严重激素相关症状者也可施行肝移植，以改善生存质量和（或）延长生存期。有研究报道乳腺癌、结肠癌肝转移也可行肝移植，但多数移植中心认为预后差。肝移植能同时去除肿瘤和硬化的肝组织，避免残余病肝组织恶变，达到根治肝癌的目标。术后肿瘤复发转移是影响肝脏恶性肿瘤开展肝移植的主要障碍之一。影响肝癌肝移植预后的因素很多，包括肿瘤体积、分布、数目、临床分期、组织学分级、血管侵犯和淋巴结转移等。术后复发转移的原因主要为术前未发现的肝外微转移灶、术中肿瘤细胞播散及术后抗排斥药的长期应用。TNM 分期Ⅲ、Ⅳ期及伴血管侵犯的肝癌复发可能性大。小肝癌的肝移植疗效令人振奋，一般来说，早期（如小肝癌和意外癌）、恶性程度低（如高分化、无血管侵犯、无转移和纤维板层癌）的 HCC 肝移植预后好。因此，严格掌握肝脏恶性肿瘤肝移植适应证及术前、术后综合治疗，可降低术后肿瘤复发率，取得较单纯肿瘤切除更好的治疗效果。

13 哪些情况不能行肝移植

随着肝移植技术的发展，肝移植禁忌证也在不断变化，如以往门静脉血栓形成被认为是肝移植的绝对禁忌证，现已成为相对禁忌证；而以往晚期肝脏恶性肿瘤是肝移植适应证，由于术后复发率较高，目前被认为是肝移植的相对禁忌证。

（1）绝对禁忌证：

①难以根治的肝外恶性肿瘤；

②难以控制的感染（包括细菌、真菌和病毒感染）；

③严重的心、肺、脑和肾等重要器官实质性病变；

④难以控制的心理或精神疾病；

⑤难以戒除的酗酒或吸毒。

（2）相对禁忌证：

①年龄＞70岁；

②依从性差；

③门静脉血栓形成或门静脉海绵样变；

④ HIV 感染；

⑤既往有精神疾病史。

14 肝移植有哪些麻醉方式

（1）全身麻醉：麻醉药经呼吸道吸入、静脉或肌内注射进入体内，产生中枢神经系统的抑制，临床表现为神志消失、全身痛觉丧失、遗忘、反射抑制和骨骼肌松弛。

（2）全身麻醉复合硬膜外阻滞麻醉：硬膜外阻滞是指将局麻药注入硬膜外腔，阻滞脊神经根，暂时使其支配区域产生麻痹。全身麻醉复合硬膜外阻滞即指两种麻醉方式相结合。

15 无缺血肝移植："热移植"时代的来临

 15.1 什么是常规肝移植

常规肝移植是指经典原位全肝肝移植和背驮式原位肝移植。

（1）经典原位全肝肝移植：指切除病肝时连同肝后下腔静脉一并切除，供肝植入时依次吻合肝上下腔静脉、肝下下腔静脉及门静脉、肝动脉后开放血供，彻底止血，最后重建胆管。

（2）背驮式原位肝移植：指保留受体肝后下腔静脉，将受体肝静脉与供肝肝上下腔静脉吻合，而供肝下腔静脉则予以结扎。由于背驮式肝移植容易造成流出道梗阻，目前采用较多的是改良背驮式肝移植。

15.2 什么是无缺血肝移植

无缺血肝脏移植术（ischemia-free liver transplantation，IFLT）是在供肝的获取、保存和植入过程，由机械灌注系统给供肝提供持续的常温血流灌注与修复，实现供肝血流供应不中断，从而避免了器官遭受缺血 - 再灌注损伤

（ischemia reperfusion injury，IRI）。

无缺血肝移植是一种安全、有效的新技术，克服了传统肝移植技术的诸多缺点，可显著降低多种缺血相关严重并发症，如移植肝失功能、移植肝功能不全、胆道并发症等。目前，全球首创的无缺血肝移植术已实施 90 余例，无缺血移植术后谷草转氨酶水平较传统技术降低了 74.4%，原发性移植物无功能从 6% 降至 0，早期移植物功能不全从 53% 降至 3.3%，大大降低了手术风险。由于避免了缺血损伤，无缺血肝脏移植技术可最大限度地提高移植疗效和增加移植器官使用率（图 1-8）。

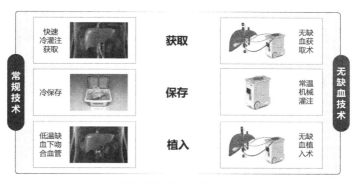

图 1-8　常规肝移植与无缺血肝移植对比

16　亲属间活体肝移植可行吗

亲属活体肝移植是来自受者亲属的活体供肝的减体积

式肝移植，供受者之间有血缘关系。以肝脏解剖为基础，根据供、受者身体体重比，取部分肝脏做移植。近年来，亲属活体肝移植取得良好的效果，但必须以保证供肝的功能结构和保证供体的生命安全为前提。

亲属活体肝移植的优势：①活体供肝扩大了供肝来源，缩短了等待手术时间。②缺血时间短，大大减少了因缺血-再灌注损伤引起的胆道并发症。③组织相容性好：因为肝移植是在亲属之间进行，供受体之间有一定的血缘关系，可降低术后出现排斥反应的可能性。因此，远期的抗排斥药的维持量可能较全肝移植小，降低了抗排斥药不良反应的发生率。④准备充足：由于其属于择期手术，术前能充分了解供体、受体肝内外血管、胆道影像，调整受体营养状态，改善全身重要脏器功能，并可进行充分的术前讨论，制订出详细的治疗方案。⑤医疗费用相对少一些。

17 肝移植的最佳手术时机是什么时间

对需要行肝移植治疗的肝病患者来说，确定适宜的移植时机是十分重要和必要的，也就是确定疾病发展到什么阶段时，肝移植术能带来最理想的治疗效果和预后。一般以疾病有足够的发展病程、有充分的机会通过其他方法稳定病情，但又能成功实行手术为原则。一般认为当慢性肝病患者出现以下情况时，应考虑行肝移植：①出现一个或多个与门静脉高压症或肝功能衰竭相关的并发症，如反复食管胃底曲张静脉破裂出血、难以控制的腹腔积液、肝性脑病、严重凝血功能障碍、反复发作的自发性腹膜炎和肝肾综合征等。②严重嗜睡、难于控制的瘙痒、严重代谢性骨病（易发生骨折）、反复发作细菌性胆管炎等导致生活质量严重下降。③实验室检查：血浆白蛋白 ≤ 25g/L、凝血酶原时间超过正常对照 5 秒或血总胆红素 ≥ 85 ～ 171mmol/L。当慢性肝病患者出现以上情况时，往往意味着较短的生存时间。但是供肝的短缺可能会让等待时间延长，从而需要在未出现上述情况时就提前列入肝移植等待名单。在疾病非终末的阶段（即患者没有严重的并发症时）实施肝移植术，可降低围手术期并发症和病死率，提高长期存活率，而且可显著减少治疗费用。所以一般认为，预计存活 1 年的可能性小于 50%，或其生活质量到了难以忍受的地步，但能安全耐受手术，就是肝移植的最佳时机。但是确定适宜的移植时机有时是很困难的，需要综合多方面进行评估。

18 肝移植手术效果及远期生活质量

肝移植手术已广泛推广于全球，迄今已累计超过 8 万余例，并以每年 8000 ～ 10 000 例次的速度增长，1 年存活率已达 90%，5 年存活率在 75% ～ 80%，10 年生存率在 70% 左右。约 50% 的肝移植术后患者存活时间达 20 年之久，最长存活者已超 30 年。肝移植术后长期存活者生活质量满意，包括身体健康状况、自我印象（心理及精神状态）、工作能力、移植物功能及症状的改善、家庭及社会关系、就业情况等均较满意。据文献报道，成人肝移植受者移植术后生儿育女的例数不断增加，且所生育子女均无先天畸形或先天性疾病。肝移植受者术后大多能重新工作，智力、体力处于正常状态，能从事体育活动或其他社会活动，近年来在世界各地不断举行的移植受者运动会就是最好的例证。

术后移植肝存活与移植术后并发症（如移植物早期功能不全，急、慢性排斥反应，感染，出血，胆道并发症，血管并发症，移植物抗宿主病）、原发疾病复发（如肝恶性肿瘤、病毒性肝炎、非酒精性脂肪肝、自身免疫性肝炎、原发性胆汁性肝硬化、原发性硬化性胆管炎）、抗排斥药不良反应、移植前并存的其他器官损害（如脑、肺、肾）、术前疾病严重程度（如肝功能分级）、病程长短、移植的次数等均有关。因此，肝移植术后受者及家属应了解肝移植的基本知识和出院后可能出现的问题，熟悉出院后的注意事项，最为重要的是受者应了解抗排斥药的服用与调整方法、预防感染、防治并发症和定期随访。术后及出院后保持营养均衡，注意休息、生活规律及适当参加健身运动，保持心情愉悦。这些与肝移植术后生活质量及效果息息相关。

19 术后肝炎的治疗与预防

19.1 肝炎患者肝移植手术后还会复发吗

乙型肝炎肝硬化患者行肝移植，若术后无预防措施，则术后乙型肝炎 2 年内的复发率高达 80%，如移植前 e 抗原阳性，则术后乙型肝炎复发率达 100%。肝移植术后乙型肝炎复发受术前疾病状态、病毒基因型、术后抗排斥药使用、术后防止乙型肝炎复发措施等多种因素影响。研究表明，术前病毒复制活跃的患者，即血 e 抗原阳性或乙型肝炎病毒 DNA 阳性，基因型为 A 型的乙型肝炎病毒患者复制率较高。暴发性肝炎合并丁型肝炎病毒感染者，术后复发率相对较低。激素、硫唑嘌呤、环孢素、OKT3 单克隆抗体均可促进乙型肝炎病毒的复制。在我国，终末期肝病患者 60% 是乙型肝炎所致，因此预防和治疗肝移植术后乙型肝炎复发十分必要。肝移植术后乙型肝炎复发需要进行综合防治，治疗应从移植前开始，贯穿术中、术后，并需长期甚至终身防治。

丙型肝炎肝硬化患者肝移植术后第 1 年有 50% ～ 80% 的患者发现组织学复发证据，移植术后 5 年 100% 导致肝脏慢性炎症，并有 30% 的患者再次发生肝硬化。复发的原因是患者存在肝外的病毒复制。目前的抗病毒治疗主要在丙型肝炎复发后进行，患者的耐受性和对治疗的应答性均较好。

自身免疫性肝炎患者行肝移植预后良好，但较其他疾病而言更容易复发，大多数的研究证实自身免疫性肝炎移植后会复发，诊断有赖于临床、生化、血清学和组织学标准。有文献报道自身免疫性肝炎患者移植术后 5 年复发率可高达 68%，过早停用激素是肝移植术后自身免疫性肝炎复发的主要危险因素。

 19.2 如何预防肝移植后病毒性肝炎的复发

（1）乙型病毒性肝炎：患者需继续行乙型肝炎血清学的监测，应每月检测肝功能，乙型肝炎表面抗原（HBsAg）和乙型肝炎病毒 DNA 定量。为了预防移植后乙型病毒性肝炎复发，应用核苷酸类似物（nucleotide analogs，NAs）联合小剂量乙型肝炎人免疫球蛋白（hepatitis B immune globulin，HBIG）方案。宜选用高耐药基因屏障 NAs 药物，如恩替卡韦（entecavir，ETV）或富马酸替诺福韦酯（tenofovir disoproxil fumarate，TDF），采用该联合治疗方案的乙型病毒性肝炎再感染率仅为 1%，时间通常需要维持 2 年以上，口服抗病毒药物则需终身服用，不能私自停药。

（2）丙型病毒性肝炎：对于肝移植术后丙型病毒性肝炎复发的普遍治疗策略是等待移植肝有明显炎症或轻到中度纤维化时启动抗病毒治疗。国内标准治疗方案是聚乙二醇干扰素联合利巴韦林。

19.3 乙型肝炎患者肝移植术后多久用一次 HBIG

术后 HBIG 的推荐使用方案为：术后 7 天，2000U 或 2500U，静脉注射，每日 1 次；此后 2000U 或 2500U，静脉注射，每周 1 次；或 400U，肌内注射，每周 1 次，逐渐减量，并根据乙型肝炎表面抗体（hepatitis B surface antibody，抗 -HBs）滴度调整 HBIG 剂量和频率。

肝移植术后抗 -HBs 滴度的估值水平为：1 周内升至 1000U/L，3 个月内不低于 500U/L，3 ~ 6 个月不低于 200U/L，6 个月以上不低于 100U/L。术后随访密切监测 HBsAg、HBV DNA 及抗 -HBs 滴度，若监测抗 -HBs 滴度水平不在此范围内，需遵医嘱增加 HBIG 剂量。

 20 乙型肝炎患者肝移植术后在生活中需注意些什么

肝移植术后乙型肝炎病毒在患者体内还会有残余。即使长时间应用抗病毒药物预防乙型肝炎复发，几年以后患者体内还是有病毒残余。乙型肝炎病毒可以通过血液、尿液、汗液、唾液、精液和乳汁等排出体外，污染周围环境。家庭生活中应注意对上述分泌物进行适当消毒和隔离。例如，乙型肝炎表面抗原阳性妇女要注意月经期卫生，尽量不要让血液或其他分泌物污染周围环境。对于携带乙型肝炎病毒的已婚男性，在传染期间也应注意使用安全套减少伴侣的感染率，从而保护对方；不要共用牙具、修面用具等。

虽然乙型肝炎病毒的传染性较强，但是需要通过皮肤黏膜的破口才能感染人体。正常情况下，机体拥有完整的皮肤黏膜屏障，可以阻断乙型肝炎病毒的入侵。正常的生活接触，如与乙型肝炎患者一同用餐，一般不会导致乙型肝炎病毒的传播。另外，乙型肝炎病毒携带者和乙型肝炎患者的家庭成员，特别是其配偶和孩子，可注射乙型肝炎疫苗。当机体产生乙型肝炎病毒表面抗体后，我们便有了对抗乙型肝炎病毒的免疫力，从而保护人体免受乙型肝炎病毒的感染。

21 如何预防肝癌肝移植术后肿瘤的复发、转移

肝细胞癌是最常见的恶性肿瘤之一，全球发病率约 84 万 / 年，位居各种恶性肿瘤发病率的第 7 位。我国为 HCC 高发地区，发病率占全世界的 50% 以上。最新统计资料表明，HCC 在我国的肿瘤相关性死亡中位居第 2 位，仅次于肺癌。HCC 的外科治疗是 HCC 患者获得长期生存最重要的手段，包括肝切除术与肝移植术。对于肝癌患者来说，肝移植不仅能根治肿瘤，还能去除病变的肝脏，降低术后肿瘤的复发率，极大提高肝癌患者的存活率及生活质量，但肝脏肿

瘤患者肝移植术后有复发的可能，其肿瘤复发的危险因素包括术前甲胎蛋白水平、肿瘤大小、肿瘤的病理分级以及是否有血管癌栓等。肝移植术后肿瘤复发主要原因是移植前未确诊的远处转移，或移植期间肝肿瘤细胞溢出导致的循环肿瘤。除了肝内复发外，也可能发生肝外转移，如肺、骨、肾等。HCC 切除术后 5 年复发转移率高达 40% ~ 70%，移植术后肿瘤复发仍是制约患者长期存活的主要因素。如何预防肝细胞癌复发转移，是一个不可忽视的问题。

（1）术后定期复查：术后复查时需要检查的项目包括（依病情选择）肝功能检查、乙型肝炎 DNA、甲胎蛋白、腹部 B 超、胸部 X 线照射、磁共振、CT、PET-CT。

（2）抗病毒治疗：病毒性肝炎患者需坚持遵医嘱行抗病毒药物治疗。

（3）抗肿瘤治疗：遵医嘱行抗肿瘤治疗，行肝切除术或移植术后医生会根据患者病情选择抗肿瘤治疗方案，如分子靶向药物治疗、系统化疗、免疫治疗等。

（4）移植术后遵医嘱合理选择免疫抑制方案：西罗莫司应用于肝移植受者的抗排斥药治疗，其抗肿瘤效应为广大移植受者带来了新的希望。术后以西罗莫司作为抗排斥药应用可明显减少肿瘤复发，特别是对于存在血管侵犯、肿瘤数目多等高危因素的受者，应用西罗莫司作为抗排斥药更为合理，可明显改善肝癌肝移植的预后。

（5）改变生活方式：戒烟、戒酒，适当锻炼身体；增加营养，饮食宜以清淡、易消化的食物为主，不吃霉变、烧烤、腊肉、豆腐乳类亚硝酸盐含量高的食物，不盲目服用中药和保健品。积极改善睡眠，以积极的心态面对生活。

 22 **肝移植术后转氨酶升高的影响因素及治疗**

 22.1 肝移植术后哪些因素会引起转氨酶升高

（1）动脉并发症：肝动脉血栓、门静脉血栓；

（2）排斥反应：急性、慢性排斥反应；

（3）胆道并发症：胆漏（早期胆漏、晚期胆漏）、胆道狭窄、胆道出血、胆汁积聚、胆结石等；

（4）药物损伤：抗排斥药浓度过高、服用有肝损害的药物，如抗结核药；

（5）感染：巨细胞病毒感染、乙型肝炎病毒复发等肝内感染情况；

（6）免疫清除：自身免疫性肝病或免疫系统自动清除带乙型肝炎 DNA 的肝细胞。

 22.2 肝移植术后转氨酶升高如何治疗

转氨酶升高就意味着肝细胞损伤，出现转氨酶升高时，医生首先会找到肝细胞损伤的原因，从病因入手给予对因处理。辅助性使用降转氨酶的药物，降转氨酶药物可分为两类，主要保护肝细胞的，如甘草酸制剂；主要降低外周血肝酶水平的，如五酯胶囊、双环醇片等药物。

 23 **为什么肝移植术后患者会出现轻度贫血**

贫血是肝移植术后常见的并发症之一。贫血多由术前原发疾病、手术因素和药物的使用等引起。常见原因：①术中和术后的失血引起的贫血；②肝硬化晚期患者可能存在不同程度的肾功能障碍，导致促红细胞生成素分泌不足而引起贫血；③抗排斥药和抗生素等药物的使用可能导致骨髓抑制，从而引起贫血；④术前营养状态差，术后早期营养不足导致贫血。

（叶海丹 高 丽 陈慧琳 何小凤）

术前评估："移"路之初

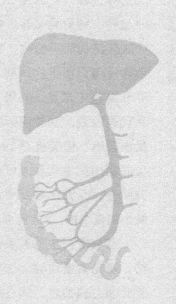

24 肝移植术前评估：血液检查

　　术前评估需完善血液检查项目，包括①常规检查：血型（ABO 和 RH 系统），血、尿和大便常规，肝肾功能、电解质、血糖和血脂，凝血功能、血氨，血气分析，乙型肝炎标志物和乙型肝炎 DNA 检测，丙型肝炎抗体和丙型肝炎 RNA，艾滋病抗体，梅毒抗体以及巨细胞病毒抗体等。②选择性检查：尿糖和（或）空腹血糖异常者行餐后 2 小时血糖、糖耐量试验、糖化血红蛋白、胰岛素分泌功能和 C 肽分泌功能等检测。有结核病史或怀疑结核病者行结核菌素纯蛋白衍生物试验、结核杆菌分离染色、结核杆菌培养和结核 T 斑点试验等。他克莫司或环孢素药物基因组学和代谢检测。③肿瘤标志物：甲胎蛋白、癌胚抗原、异常凝血酶原、糖类抗原 19-9 和糖类抗原 125 等。④有感染病史并应用抗生素者，可行真菌抗原、衣原体和支原体等相关筛查。⑤其他相关病毒学检查：甲型肝炎、戊型肝炎、微小病毒 B19、EB 病毒、风疹病毒和麻疹病毒等。

　　血液检查注意事项：①抽血前一天不吃过于油腻的食物，避免大量饮酒，注意避免剧烈运动和劳累。②生化检验必须空腹抽血，如有特殊需要，请遵医嘱，一般需空腹 8 ~ 10 小时，血液中的各种生化成分比较恒定，可以较真实地反映机体变化，有助于疾病的诊断。除某些必须按时服用的药物以外，尽量将其他药物移到抽血之后再服用，以免对某些实验结果有干扰。③采血当天不穿袖扣过紧过小的衣服，避免引起血肿。④抽血时放松心情，避免因恐惧造成血管收缩，增加采血困难。⑤抽血后，在针孔处按压 3 ~ 5 分钟，不要揉，以免皮下淤血。如有出血倾向，应延长按压时间。如果不慎出现小片淤青，会有轻微触痛，不必惊慌，可 24 小时后进行热敷，以促进淤血吸收。一般小量淤血多在 3 ~ 5 天后会逐渐吸收而颜色变浅。

25 肝移植术前评估：肝脏影像学检查

术前评估需完善肝脏影像学检查：①常规超声检查（B 超）：以评估肝脏、胆道、门静脉、肝静脉和下腔静脉，及时发现不能进行肝移植或直接影响手术的病变及解剖变异；②超声造影：主要用于了解肝脏的组织血流灌注，通过对血流的定性和定量分析，了解脏器的生理和病理生理改变，从而对其功能及病变性质进行诊断。

肝脏影像学检查注意事项：①禁食、禁饮 8 小时；② 2 天内应避免行胃肠钡剂造影和胆系造影，因钡剂可干扰超声检查；③如做肝脏、胆囊、胰腺、腹部检查，同时做膀胱、前列腺检查者，检查前禁饮、禁食 8 小时以上，1 小时前不要排尿。

26 肝移植术前评估：心脏检查

（1）术前评估需完善心脏检查：①所有患者在肝移植手术前都需行心电图检查，可帮助医生发现潜在的心脏病；②所有接受肝移植评估的患者都应进行多普勒超声心动图检查，二维超声心动图可评价左室收缩功能和室壁运动异常的存在。

（2）心脏检查注意事项：①监测时患者应平卧，全身放松，不能随意乱动及用力呼吸，以免产生干扰。②运动、饮酒、饱餐后需休息 20 ~ 30 分钟再进行监测。③穿着宽松舒适的衣服，不需要空腹。④病情稳定的患者，入院后常规到心电图室做心电图；重症或有病情变化时可做床旁心电图。

27 肝移植术前评估：肺功能检查

（1）肺功能检查项目：①胸片可显示胸部病变的部位、形状及大小，是胸部疾病诊断、早期发现、随访观察及普查等不可缺少的检查方法；②肺功能检查是呼吸系统疾病的必要检查之一，对于早期检出肺、气道病变，评估病情的严重程度及预后，评定药物或其他治疗方法的疗效，鉴别呼吸困难的原因，诊断病变部位，评估肺功能对手术的耐受力或劳动强度耐受力及对危重患者的监护等方面有重要的指导意义；③胸部 CT 主要用于诊断呼吸系统疾病，观察胸膜、纵隔及胸廓，如肺部肿瘤、肺结核、肺部感染、胸膜炎、纵隔肿瘤、胸廓骨折等。

（2）注意事项：①胸片检查前除去影响透视的衣物（如有金属纽扣、文胸扣）、发卡、项链等装饰物；②肺功能检查无特殊要求；③胸部 CT 检查前除去衣物或身体上可能影响图像质量的任何异物，如发夹、纽扣、文胸、饰物、膏药等。需要做增强检查的患者，需向医生提供既往过敏史、肾功能检查、相关疾病史等情况，核查是否有增强检查的禁忌证。

28 肝移植术前评估：肾功能检查

肾功能检查是一种采用尿液、血液或仪器评估肾脏功能的方法，不同类型的肾功能检查结果反应的方面也不同。主要有以下 3 类检查：

（1）尿液检查：①尿液分析检查内容包含尿蛋白、尿潜血、尿白细胞、亚硝酸盐、葡萄糖、胆红素、尿胆原、pH 值和比重。如果尿液分析检测出蛋白、血液、白细胞等成分，意味着可能有肾结石、糖尿病、感染等相关肾脏疾病。

②若微量白蛋白与肌酐比较高，则提示肾功能受损。

（2）血液检查：①血肌酐检查指检测血液内肌酐水平，是评估肾功能的常用指标。肌酐是肌肉在人体内代谢的产物，主要经肾小球滤过排出体外。肾功能减退时，肌酐无法经肾小球滤过排出，血液中肌酐水平即会升高。②尿素氮是蛋白质的分解产物，血尿素氮检查是一项测定标准化血样中尿素氮水平的方法。正常血尿素氮水平为 7 ~ 20mg/dL，血尿素氮过高提示可能具有影响肾脏的基础疾病。

（3）超声检查：①超声检查可明确肾脏形状或位置有无异常，肾脏肿瘤或梗阻时可采用超声检查。② CT 检查可检测出任何肾脏结构异常。③肾活检是一种具有风险的侵入性操作，为肾脏疾病病理诊断的金标准。当需要采取肾组织明确诊断选择治疗方法或评估疾病进展和预后时可考虑进行肾活检，但若患者检测后风险高于获益，应避免进行活检。

注意事项：①行尿常规检查需将晨起前段尿排出后迅速留取 5mL 装入标本瓶内，标本瓶要清洁。女性患者先用干净纸巾拭去白带，不要将白带混入尿液中，月经期内不宜留取标本。大便不能混入标本中，以免污染尿液影响结果。留取 8 小时尿液，即当天晚上 10 点先将小便排尽弃去，然后将晚 10 点后的小便留置在容器内，一直留到次日晨 6 点为止。留取 24 小时尿液，首先弃去起床时的尿（早晨 6 点），将 6 点以后的尿留置在容器内，一直留到次日晨起床 6 点尿为止。②血液检查时空腹，禁食、禁饮 8 ~ 10 小时。

③超声检查双肾、膀胱、前列腺者，需憋尿，可于检查前 1 小时适量喝水。

29 肝脏肿瘤患者的特殊评估：PET-CT 检查

正电子发射计算机断层显像（PET-CT）检查是诊断肿瘤最高端的功能分子影像设备之一，检查安全、无创伤，且一次显像能获取全身功能代谢情况，与 CT 解剖结构影像精准融合，能准确定位、定性病灶，对肿瘤进行早期诊断和鉴别，寻找肿瘤原发的转移灶，指导肿瘤的治疗方案，评价疗效。有以下注意事项。

（1）检查前：A. 检查前 1 ~ 2 天禁做剧烈运动，避免高强度锻炼导致局部肌肉过度摄取显像剂。B. 检查前 6 小时开始禁食、禁饮含糖饮料和禁止静脉滴注葡萄糖液，可饮少量白开水。禁食前宜选择高蛋白、低碳水化合物的食物，适当减少淀粉类食物的摄入。C. 检查前 4 ~ 6 小时停服一切不必要药物，如确需服用某些药物如降压药、降糖药或止痛药等，需在检查当天随身携带，跟医生确定服药时间及方法。D. 检查前 7 天内做过钡餐检查或钡灌肠者，需要肠道钡剂排清后才能接受检查。E. 如有 2 ~ 3 周内做过抗肿瘤治疗、排尿困难、大小便失禁、体内有金属异物、妊娠及哺乳期、不能平卧、意识障碍等情况，应主动向医生说明。

（2）检查中：需卸下身上所有金属物品，包括假牙、饰品等。女性需脱掉内衣。检查大约需要 30 分钟，这个时间段内患者要固定姿势，避免说话和移动身体，以防造成显影模糊。检查过程中有任何不适，需随时示意医生中断检查，待症状缓解后再行检查。

（3）检查后：做完 PET-CT 要多喝水，有利于显影剂的排出。检查后尽量避免接触孕妇及婴幼儿。可以多吃橘子和苹果、海带等，减轻 PET-CT 辐射对人体造成的伤害。

30 血糖异常的评估：口服葡萄糖耐量试验

口服葡萄糖耐量试验（oral glucose tolerance test, OGTT）是一种葡萄糖负荷试验，用以了解胰岛 β 细胞功能和机体对血糖的调节能力，是诊断糖尿病的确诊试验，同时也是诊断糖耐量异常的唯一方法，因此广泛应用于临床实践中。一般用于怀疑患有糖尿病而凭血糖化验结果又不能确诊的患者。对于已确诊糖尿病的患者，需对其血糖分泌峰值、胰岛素分泌功能、C 肽等做全面了解，也需要做糖耐量试验。

注意事项：①试验前 3 天，可以正常进食，每天饮食中碳水化合物含量不应低于 250g，过分节食可造成人为的糖耐量减低。②试验前须停用一切可能影响血糖（升高或降低）的药物，如糖皮质激素、避孕药、噻嗪类利尿剂、磺胺类药物、水杨酸钠等 3 ~ 7 天，以免影响糖耐量试验结果。③试验前及试验过程中，要求受试者不做剧烈运动，不饮浓茶、咖啡等刺激性饮料，不吸烟、饮酒。保持心情平静，避免精神刺激，因情绪激动可使交感神经兴奋，使血糖升高。④试验前空腹 8 ~ 10 小时，也就是说前一天必须进晚餐。护士于早上 8 点之前空腹静脉采血后，患者于 3 ~ 5 分钟内喝下溶于 250 ~ 300mL 温水的 75g 葡萄糖，从喝第一口开始计时，分别于 1 小时、2 小时后各采血一次，第二次采血完成后方可进食。⑤试验过程中不得进食，但不绝对限制饮水，口渴时可以适量喝少量白开水（起到润喉作用即可）。

31 常规评估：大小便检查

留取大小便标本的目的：①留取小便标本行尿常规检查主要用于泌尿系统疾病或全身性疾病、其他系统疾病的协助诊断及疗效观察和安全用药的监护；②留取大便标本行粪便常规检查主要是为了解消化道及通向肠道的肝、胆、胰腺等器官有无病变，间接地判断胃肠、胰腺及肝脏系统的功能状况，如有无出血、寄生虫感染、恶性肿瘤等，也可了解肠道菌群是否合理，有无致病菌，以协助诊断肠道传染病。

注意事项：①小便标本采集注意事项见前文"28. 术前

评估：肾功能检查"内容；②大便标本采集时，用棉签或取便器取一小块（蚕豆大小）放于纸盒或小瓶内，注意标本采集应清洁，避免混杂尿液。标本采集后及时交给护士送检。

32 积极口腔评估：降低移植术后感染风险

由于肝移植受体术前营养不良、移植手术时间长、术后抗排斥药和广谱抗生素的应用，使口腔内正常菌群失调，微生物迅速繁殖，口咽部的条件致病菌极易定植，并发生移行和易位，从而引起口腔及呼吸道甚至全身感染。去除口腔定植的病原菌对预防肝移植术后感染起着非常重要的作用。术前充分评估口腔情况，及时处理口腔感染，可有效降低术后各种口腔并发症的发生率，抑制口腔细菌易位，进而减少肺部感染发生率。

33 移植前要做哪些组织配型

供受者 ABO 血型匹配度：当供受体 ABO 血型一致时，肝移植才能获得最佳效果。虽然早期的 ABO 血型不相容肝移植有个别成功报道，但移植物失去功能及受者病死率总体较高，达 30% 甚至 50% 以上。接近半数的血型不相容肝移植要进行二次移植，主要的原因是发生较为严重的体液和细胞排斥反应、微血管栓塞及胆道并发症等。现在大量的统计资料也表明，ABO 血型不相容的肝移植结果，不如血型相容（即符合输血反应原则）或一致者。原则上器官移植要求 ABO 血型相匹配，但在紧急情况下亦可进行血型不相配的肝移植。

34 移植登记需准备哪些资料

各医院移植登记资料可能有所不同。一般需要的资料包括：身份证原件、身份证正反面复印件（复印在一张 A4 纸上）、户口本首页及个人页复印件（复印在一张 A4 纸上）。具体根据医院需求提供。

35 "新肝"来源：器官分配

国家卫生健康委印发的《人体捐献器官获取与分配管理规定》中明确器官分配原则，要求移植医生将本院等待者的相关信息全部录入器官分配系统，建立等待名单并按照要求及时更新，按需求使用中国人体器官分配与共享计算机系统分配捐献器官。人体器官分配与共享系统将严格遵循器官分配政策，实行自动化器官匹配，以患者病情的紧急程度和供受体器官匹配的程度等国际公认医学需要、指标对患者进行排序，通过技术手段最大限度地排除和监控人为因素的干扰。

（张利姗　高　丽　叶海丹）

积极配合：
肝移植手术不再"神秘"

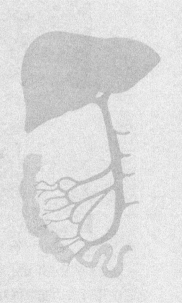

36 肝移植手术前需要做哪些配合

（1）体位、活动练习：练习床上使用便器（图1-9），
方便术后早期床上大小便的适应。练习床上翻身活动
（图1-10）和下床活动，模拟有引流管时床上翻身和下床
活动的配合，方便术后早期活动，有利于加速康复。

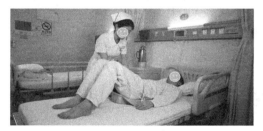

图 1-9　床上使用便器

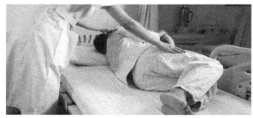

图 1-10　床上翻身

（2）呼吸道准备：练习深呼吸和有效咳嗽（图1-11），
通过使用呼吸功能锻炼器协助进行呼吸功能锻炼（图1-12），
加强肺部膨胀能力和咳嗽能力。呼吸功能锻炼是预防肺部
感染的重要措施，进行呼吸功能锻炼的目的在于将浅而快的

呼吸改变为深而慢的有效呼吸。肝移植术前患者可能存在病情重、大量使用广谱抗生素、大量腹腔积液等情况，且可能有吸烟史，易出现肺不张、肺部炎症的风险。术中出血量大、全身麻醉及气管插管、机械通气时间长、术后应用抗排斥药致免疫力低下等各种复杂因素，易造成术后肺部感染率增加，肺不张、坠积性肺炎发生率提高，延缓移植肝脏恢复。术前进行呼吸功能训练有利于加强膈肌运动，提高通气量，改善呼吸功能，增加活动耐力，从而尽早脱机拔管，减少肺部并发症，减少在重症监护病房的停留时间。

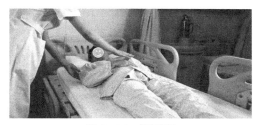

图 1-11 深呼吸

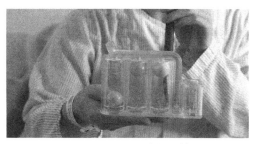

图 1-12 呼吸功能训练

（3）肠道准备：术前 8 ~ 12 小时禁食，6 ~ 8 小时禁水（不禁药）。手术当天清洁灌肠，防止麻醉后肛门括约肌松弛导致粪便排出，增加术中污染的风险，同时也可减轻术后的腹胀不适。也可采用口服缓泻剂清洁肠道，应在手术前一晚服用。一般肠道准备完成后，应开始禁食、禁饮。原因在于：人体食管末端与胃的连接处有贲门括约肌，它可以起到防止胃内容物反流入食管的作用。即使它出现问题，胃内容物反流到食管或咽喉部，吞咽与咳嗽这两大反射，也可以保护胃内容物不易反流进气管及肺内。而肝移植手术为全麻手术，全身麻醉药物可使机体保护性的呛咳及吞咽反射减弱或消失，食管括约肌的松弛使得胃内容物极易反流至口咽部，术前禁食、禁水可减少胃内容物容量，避免反流物误吸入呼吸道内引起呼吸道梗阻、吸入性肺炎，甚至引起危及生命的窒息。

（4）个人准备：术前一日需洗发、沐浴、剪指甲，如有涂指甲油者需除去指甲油、男性患者需剃胡须。如有与疾病无关的体温升高，以及体内有钢钉、起搏器等内植入物或女性患者月经来潮等情况，应及时告知医生。若有活动性假牙（义齿）、隐形眼镜、首饰等均应取下。贴身衣物只能穿病号服。

（5）其他：手术前30分钟需配合肌内注射术前针和测量生命体征。

37 女性月经期能否做手术

对于急诊手术患者而言，月经期是非绝对禁忌证。因此对于需要行肝移植手术的女性患者而言，也存在月经期做手术的可能性，医生会根据具体情况决定。但围手术期需进行各项指标的严密监测，原因是：①月经期凝血功能低下，易出血；盆腔脏器充血，血管脆性大，更不易手术，而肝移植手术创伤较大，肝病可能导致术前凝血功能差，更易引起术中出血，甚至术中难以止血；②月经期免疫功能低下易合并感染，且术中需使用激素和免疫诱导，感染风险增加；③月经期女性心理不稳定，再加上手术的刺激可能更易出现并发症，如焦虑、抑郁、谵妄等。

38 肝移植术前焦虑如何调节

（1）做好充分的心理准备：术前因长期疾病折磨，对肝移植手术期望较大，有紧张也有兴奋，可以在病友间多沟通交流，有助于缓解紧张情绪。也可选择术前多听舒缓类型的音乐。

（2）指导放松训练：包括渐进式肌肉放松训练、想象放松训练等，通过放松训练，可以让各个肌肉有效放松，让情绪平稳下来。例如深呼吸放松或者想象放松，主要是将注意力放到自身的想象或者呼吸上，通过这样的放松模式，可以让情绪稳定，缓解紧张。

（3）药物辅助调整：睡前使用医嘱剂量的助眠药物，如艾司唑仑、阿普唑仑等，有助于缓解术前紧张情绪引起的失眠症状,但肝功能较差时,应谨慎使用镇静安眠药物。

 39 **手术当天需要做哪些配合**

因肝移植手术复杂、时间长,术中需行免疫诱导,感染风险增加,对手术环境的洁净度有更高的要求。手术室采用空气洁净技术,环境中的细菌浓度低和空气洁净度级别高,并会定期对细菌含量、综合性能进行全面检查,保证手术室的无菌环境,满足器官移植,心脏、血管、人工关节置换等手术所需的高度无菌环境。对于需行手术的患者,应做到:①手术当天早上,刷牙保持口腔清洁,清洁面部,刮胡须,摘饰品,包括活动性假牙(义齿)、眼镜、假发、发夹等,贴身只能穿病人服,里面不穿自己的衣裤;②在肌内注射术前上厕所排空大小便,肌内注射后轮椅或车床送手术室,不能再下床走路,预防跌倒。

进入手术室后,需先配合巡回护士做好身份核对,平躺在手术床上,身下垫加热毯、防压疮垫,双下肢予保温,护手板保护双上肢。配合使用套管针穿刺外周静脉行麻醉诱导。配合留置胃管、尿管。

(陈慧琳 芮丽涵)

监护病房：
肝移植受者不一样的体验

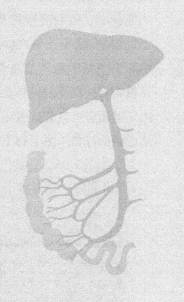

40 肝移植术后为什么要进监护病房

　　肝移植手术是外科手术中的大型手术，手术时间长，手术难度高，所以术后的复苏时间比普通的外科手术长。因此，为了保证患者的安全，一般肝移植术后的患者都会转入重症监护病房（intensive care unit，ICU）进行一段时间的监护治疗，待病情稳定后再转至普通病房。在术后早期，由于手术伤口疼痛以及麻醉药物的作用等原因，患者呼吸功能较弱，需要呼吸机支持，保证身体氧气的供应。在手术过程中，大量的输血输液会对心肺功能造成很大的冲击，术后需要精确地调节血管活性药物以及输液的速度，以确保患者身体既不缺液体也不会加重心脏的负荷。除此之外，ICU 里还有血气分析机（图 1-13）、B 超机（图 1-14）、血液透析治疗机（图 1-15）等可以及时应对患者的病情变化。

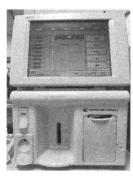

图 1-13　血气分析机

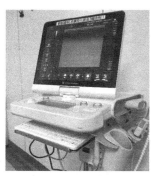

图 1-14　B 超机

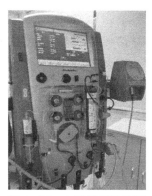

图 1-15　血液透析治疗机

41　"五星级"监护病房的环境怎么样

　　重症监护病房（ICU）内包含各种各样的医疗设备，ICU 里的每一张病床都是一套精细复杂的生命维持系统，是重症患者的一座"坚实堡垒"（图 1-16），每一个床单位配备了心电监护仪、输液系统、营养泵、呼吸机等。通过连接在身体上的电极、血氧探头、体温探头、换能器等装置，心电监护仪就能显示心率、呼吸、血压、血氧饱和度、体温等基础的生理指标。输液系统包含有多台输液泵，可以精确地调节各类药物的输注速度、输注总量、输注总时长等。营养泵可以匀速地把营养制剂通过胃肠管输注到体内。当然，ICU 里还有各种机器帮助身体的不同器官工作。如果患者呼吸能力不足，有呼吸机帮助把氧气输送进肺部。

如果肾脏功能或者肝脏功能不全，有血液净化机帮助身体把体内的代谢毒素排出体外。ICU里还配备了血气分析机、B超机，可以实时给患者做检查。为了预防压疮，每一张病床还配备了一张电动气垫，气垫通过交替充气、放气对背部进行按摩，促进血液循环。而且，在ICU里每两张病床会配备一名管床护士照顾患者，时刻观察患者的病情变化和生理需求。

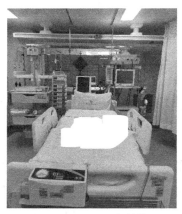

图1-16 ICU床单位

42 肝移植术后只能平躺不动吗

肝移植术后早期肝脏尚未与周围组织粘连，大幅度的体位改变可能导致移植肝脏的扭转而发生血管吻合口损伤。所以术后麻醉未醒时护士会为患者采取去枕平卧，头偏一侧预防误吸的体位；清醒后即可半卧位或左右侧卧位，翻身时注意在医护人员的协助下进行，动作轻柔保护伤口皮肤和各种管路，严禁动作过大过快，避免引起剧烈震动和牵拉。

 43 监护期间能下床走动吗

肝移植术后早期活动能够给患者的身体和心理带来有利帮助，促进身体消化功能、膀胱功能以及血液循环的恢复，可有效减少术后并发症。术后早期活动的措施包括：

（1）活动评估：肝移植术后医生和护士每天都会对患者的病情、意识状态、肢体肌力、配合能力进行评估，对血流动力学稳定、没有持续出血、没有早期移植功能障碍的患者，会尽早地实施康复计划。

（2）关注安全风险发生：因为术后留置各种管道，身体功能及活动能力总体水平较低，实施早期活动难度大，并存在非计划性拔管、跌倒等安全风险。开展早期活动时专业医护人员需要做好安全风险评估，建立应急预案，增加人力配备保证活动的质量和安全性。

（3）制订个性化的活动计划：术后清醒后，医护人员即可根据患者的意识状态、肌力等级、配合能力制订个性化的分级活动计划及每日活动目标，按个人能力和耐受力实施活动。启动活动计划后如果患者无法耐受当前水平的运动强度则应降低运动强度待患者耐受后再逐步增加运动强度。这里列举一套运动方案：

第 1 天取半卧位，上身抬高 30°～45°。以被动运动为主，预防深静脉血栓、肌肉萎缩、关节功能退变、肺部感染，给予气压治疗、大关节被动训练、肢体被动按摩、踝泵运动、手动或机械震动排痰等锻炼。

第 2 天在床上坐起，适量增加主动运动，如上肢握力训练（图 1-17）、深呼吸和有效咳嗽等肺功能锻炼。

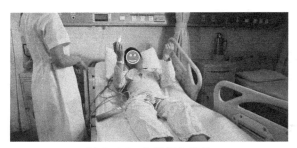

图 1-17　上肢握力训练

第 3 天在第 2 天运动措施基础上增加肢体运动时间和强度，如扶床栏床上坐起、踩踏车等（图 1-18）。

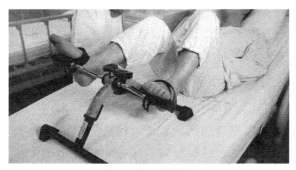

图 1-18　踩踏车

第 4 天可逐步尝试床旁站立平衡训练，6 分钟步行试验。床旁站立平衡训练、床旁踏步可以提高肢体的稳定性，防止摔倒，提高患者的活动能力；增强背部和腹部肌肉核心肌群的稳定性，提高肢体的柔韧性，让肢体活动更加灵活；提高视觉神经与本体感觉功能协调性，增加身体抗重力的能力，达到改善平衡性的目的。6 分钟步行试验主要是通过测量个体用最快的速度步行 6 分钟所通过的距离长短来判断其心功能的强度，这能较好地复制患者日常生理状态，评价患者的整体活动能力和功能储备，是一种无创安全、简单易行、耐受性好、可靠有效、更能反映日常生活活动的临床测试手段。

44 肝移植术后早期需要进行哪些功能指标的监测

（1）呼吸功能监测：呼吸功能的监测和管理是肝移植术后首要的任务。术后返回监护病房后需呼吸机辅助通气，模式设定根据患者自主呼吸恢复情况选择。自主呼吸的出现提示麻醉将要退去和脑干功能健全。当患者的自主呼吸频率大于 12 次 / 分，氧浓度在 40% 时血氧饱和度能维持在 97% 以上，即可试验性地停止辅助通气，观察 30 ～ 60 分钟后，查动脉血气指标在可接受范围：撤机前血氧分压 ≥ 60mmHg（吸氧浓度 <40%），氧合指数大于 200；pH 值在正常范围，撤机中无显著降低。达到指标即可拔除气

管插管。拔管前要求患者意识清楚，有自主咳痰能力。然而以下因素可能会使术后患者自主呼吸的恢复较为困难：严重的营养不良、呼吸肌萎缩无力、术前大量的腹腔积液、术前有重度肝性脑病、肥胖、呼吸系统疾病史或心脏疾病、急性肾衰竭。

（2）出血：肝移植术后出血在 48 小时以内最多见，常因受体凝血因子合成减少；手术创伤血管吻合多；术中无肝期纤维蛋白原、凝血酶原等凝血因子不能合成；术中、术后大量输血输入大量抗凝血物质所致的凝血机制紊乱。因此肝移植术后，尤其在术后 48 小时内特别注意动态观察各引流管每小时引流液的量、颜色、性质及皮肤黏膜颜色的变化。术后腹腔引流管一般放置于肝门、右膈下及温氏孔各一条，目的在于及时引流腹腔内创面的渗血或出血，防止膈下积液和脓肿形成，因而要保持引流管的通畅。由于手术创面大，血管吻合多，术后要特别注意观察引流液的颜色、性质和量。正常情况下，引流液多为淡红色，后期如混有腹腔积液，则为淡黄色。腹腔引流管如混有黄绿色或金黄色液体，要警惕胆瘘的发生；如短时间引流管引流出大量鲜红色血液，要警惕活动性大出血，此时要及时通知医生，立即处理。出血量 800mL 以下，神志清楚，精神紧张，口渴，皮肤苍白，全身发凉，脉搏每分钟 100 次以下，脉压缩小，尿量正常；出血量 800 ~ 1600mL，神志尚清楚，表情淡漠，很口渴，皮肤苍白，全身发冷，脉搏每分钟 100 ~ 200 次，收缩压 70 ~ 90mmHg，脉压小，尿少；出血量 1600mL 以上，意识模糊甚至昏迷，非常口渴，皮肤苍白、青紫、厥冷，脉搏扪不清，收缩压 70mmHg 以下或测不到，少尿或无尿。

（3）移植肝的功能：移植术后肝脏超声是判断肝功能的重要手段之一，术后第 1 周，每日行常规超声检查，然后根据病情需要行超声检查。检查血管通畅情况，检测移植肝血流动力学参数，判断是否存在吻合口狭窄、血栓、血管痉挛、扭曲、流出道梗阻等问题，影响移植肝功能。术后胆汁分泌情况及肝功能变化直接反映移植肝功能恢复情况，如果胆汁量多、清、亮、色金黄，转氨酶、直接或间接胆红素逐日降低，说明移植肝的功能恢复良好。

（4）循环监测：术后早期，心电监护仪可以持续监测心率、血压等生命体征。另外，还有心排血量、心脏功能，器官血流监测等。连续心排血量测定（图 1-19）是临床上常用的循环监测工具，通过前负荷参数、心排血量、后负荷参数、肺循环参数等来监测，在低循环容量状态时应及时扩容，维持有效循环血容量以保证心排血量；维持相对稳定的血红蛋白水平以保证供氧，从而改善重要脏器氧供。密切监测中心静脉压和动脉血压，使其维持在正常水平，防止压力过高，造成移植肝动脉过度充盈，引起吻合口出血；或压力过低造成灌注不足，影响移植肝功能。

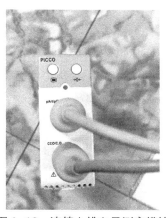

图 1-19 连续心排血量测定模块

（5）感染指标监测：感染是器官移植术后最常见的致命性并发症，通过定时监测白细胞、C反应蛋白、降钙素原等检验指标，动态判断感染的严重程度。当机体免疫功能低下时，广谱抗生素的使用，正常寄居在胃肠道和皮肤的微生物，也可以变成危险的致病菌。常见的有皮肤黏膜及肺部细菌性、病毒性和真菌性感染。同时术后发生反应性胸腔积液，成为病菌繁殖的良好培养基，这是造成肺部感染的主要原因。此外，各种体腔引流管也是潜在的致感染因素。根据病情尽快拔除各引流管也是减少感染的有效措施。静脉导管的置入及维持在肝移植术是必须的，但对长期报用抗排斥药的患者又具有发生血行感染的高度危险。因此，术后出现不明原因的发热时，应尽快拔除静脉导管。如病情需要，可更换部位重新放置。

（6）排斥反应：同种异体肝移植术后可发生排斥反应，是术后监测的重点。急性排斥反应常发生在移植肝功能恢复后5～15天之内。临床表现为肝区胀痛、压痛，精神萎靡、食欲缺乏、黄疸加深、胆汁分泌减少、颜色变淡、肝酶学异常、血清胆红素急剧上升等。超急性排斥反应在肝移植中非常罕见，可在移植物复活后数分钟至数小时内发生，导致移植物弥漫性的小血管栓塞，表现为原发性移植肝无功能且不可逆转。

（7）体温的监测：由于术中长时间手术暴露、大量输液、移植肝脏低温灌注等原因，可导致患者术中及术后体温偏低，常低于36℃。术后可通过加盖棉被和暖风机等方法加强保暖。当血压偏低、血液循环不足时，患者也会感到四肢发冷，随着增加静脉补液，寒冷感觉会慢慢减轻。因为肝移植是外科领域的大手术，患者常常在术后出现手术热。手术热又称外科热或吸收热，是外科手术破坏，组织的分解产物及局部渗液、渗血吸收后出现的反应，术后患者的体温可略升高，变化幅度在 0.5 ～ 1℃，一般不超过 38.5℃。如果体温继续上升超过 38.5℃，甚至达 40℃ 时，为了判断身体是否存在感染情况，常需要留取血培养。

（8）精神症状：原位肝移植术后多数患者可出现精神状态异常，通常发生于术后 3 个月内。国内有研究报道 26% 的肝移植患者术后早期出现多语、失眠、焦虑、妄想和被害妄想等精神症状。此外，肝脏移植患者术后易患桥脑中央溶解症，可能与慢性低钠血症、围手术期血钠大幅波动、术后血浆渗透压显著升高等原因有关。临床表现为神志淡漠，甚至昏迷、失语、四肢软瘫。治疗上除使用抗精神异常的药物和调整电解质药物外，主动关心患者，创造安静的环境，增强患者对医护人员的信任感。

45 监护期间的幻觉：神奇的体验

 ### 45.1 监护期间为什么会出现幻觉

肝移植患者术后出现幻觉的原因十分复杂。以精神病学观点解释这并不是精神病而是由于过多刺激和睡眠太少所致，肝移植术后药物亦可引起幻觉。具体原因有：

1）肝移植患者在术前多会有一段较长时间的等候期，面对患病、死亡、生活自理能力的下降，经济状况的压力、对未知的恐惧，多重的压力使患者内心在术前就极为脆弱。加之患者及家属对手术期待值越高，易产生严重的心理问题。

2）患者术后面临 ICU 陌生的环境，远离家属和亲友、手术后伤口引起的疼痛等，都会增加患者的不适感和恐惧感；体内留置的各种导管（如动静脉插管、胃管、尿管以及腹部的多根引流管等）、持续心电监护、监护仪器发出的报警声以及医护人员频繁的各种检查、治疗与护理操作干扰了患者的正常生活节律，从而引发一系列的神经系统调节紊乱，诱发患者精神异常的发生。

3）移植术后由于免疫抑制药的使用，患者基本处于免疫抑制状态，抵抗力较低。此时细菌、病毒、真菌都可能导致感染，包括中枢神经系统感染。抗细菌、病毒药物如亚胺培南、伏立康唑、更昔洛韦等联合治疗方案虽然有满意的抗感染效果，但均有不同程度的中枢神经系统不良反应。

4）有些急性或慢性肝衰竭常合并肝性脑病可持续到肝移植术后。因原有肝病的性质、肝细胞损害的程度、起病的急缓以及诱因的不同导致肝性脑病的临床表现也比较复杂、多变，往往既有原发肝脏基础疾病的表现，又有肝性脑病特有的临床表现，一般表现为性格改变、行为异常、精神错乱和意识障碍，其程度可因病情发展或治疗好转而变化。

45.2 术后出现精神症状怎么办

1）肝移植患者在移植前应了解肝移植手术的大概经过及病情演变的可能过程，手术后在监护室内如何配合治疗护理及可能发生的问题，做好充分的思想准备，以良好的心态来接受肝移植手术。

2）术前即建立良好的医患关系。信任医生和护士，以积极的态度对待手术，了解不良情绪对疾病的影响。在病情稳定后医生会尽快安排患者转出 ICU，增加患者与家属、亲人会面的机会。

3）如术后患者的性格行为发生改变，如紧张、多语、失眠、烦躁、易怒等，医生会给患者适当的使用镇静药物（少量丙泊酚静脉泵注维持、地西泮肌内注射等），能有效地控制精神异常的继续发展。另外对于轻症患者，护士会给予劝说、耐心讲解；较重者给予保护性约束，因为患者在躁动及有幻觉时可自行拔管，护士会定时松解约束带，待病情许可再为患者解除约束。

4）术后患者意识清醒后，护士会告知患者手术成功的信息；现在所处科室及环境，包括身边的各种仪器、人员，解释各种报警音的原因并尽可能避免各种不必要的报警音；询问患者现在可能存在的不适，宣教如何配合治疗和护理减轻现有的不适。室内会有挂钟让患者有一定时间概念。条件允许的情况下也会开放视频探视，让患者充分感受到来自家庭和社会的温暖。相信通过医患双方对患者精神症状的识别、处理和心理辅导将对肝移植手术的成功及术后患者生活质量的提高产生积极的影响。

 46 认识肝移植手术各种各样的管道

 46.1 肝移植术后留置哪些管道

肝移植术后常留置腹腔引流管、胃管、尿管、深静脉导管、动脉测压管、气管插管。肝移植术后留置的管道较多，若稍有疏忽便可导致各种并发症和手术的失败，做好各种管道的护理是重要环节之一。通过认真的观察和科学的管理，可避免并发症的发生，减少住院天数，协助诊断急性排斥反应，正确地判断各器官功能恢复的情况，对提高肝移植的成功率起到关键作用。因此，管道的安全是医患共同的责任和目标。

 46.2 肝移植术中为何要留置胃管

肝移植患者术中常规经鼻留置胃管（图 1-20），目的是清除胃腔内的气体和液体，有效防止术中胃内容物反流所致的误吸，更好地暴露术野。术后的一段时间内胃肠功能处于停滞状态，通过胃管可以把留存于胃内的胃液引出体外，防止恶心、呕吐，同时使胃肠得到充分的休息，利于减轻腹胀。早期也可通过胃管注入治疗性药物，如恩替卡韦等。术后患者肠道功能恢复，有肛门排气、排便和肠鸣音正常则可考虑拔除胃管。患者经鼻留置的胃管需固定在鼻翼和脸颊处，术后麻醉清醒后会感觉鼻腔及咽部的异物感，可减少吞咽的动作，分散注意力，以减轻不适。

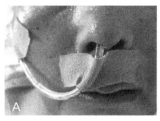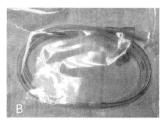

图 1-20　经鼻留置胃管（A、B）

46.3 肝移植术中为何要留置尿管

手术时放置尿管目的是引流膀胱内尿液、防止尿潴留。术中医生可观察患者每小时的尿量，评判手术中补充的血容量是否充足，肾功能是否正常。尿管持续留置至转入ICU，原因有二：一是因为术后麻醉未醒，无法自行排出小便；二是便于观察尿量，严格控制出入量，准确记录24小时尿量，并根据每小时尿量及引流量调节出入量平衡，防止术后心、肺、肾脏的并发症，及时掌握术后各脏器功能恢复情况。一般情况下，在生命体征平稳，转出ICU后，可考虑拔除尿管。

46.4 肝移植术中为何要留置腹腔引流管

肝移植手术是腹部大手术之一，行肝移植手术的患者术前的基本状况普遍较差，绝大多数伴有中、重度的低蛋白血症和门静脉高压症，或者有既往手术史，造成了肝移植手术的创面较大，操作时间长，血管吻合多，术后腹腔出血、胆漏、积液的发生概率较高。肝移植术后一段时间内有较多的淋巴液和血性液渗出，因而腹腔引流管的放置非常重要。腹腔引流可以及时引流出积液、积血、积脓、积气、坏死组织和异物，消灭死腔，改善局部血运，防止感染扩散，促进炎症迅速消退，保证缝合部位的良好愈合，减少并发症的发生；同时还可对疾病进行诊断、监测，如腹腔内是否有活动性出血或胃、肠、胆瘘的发生。因此引流管的通畅是保证肝移植手术成功和术后顺利康复的前提。

肝移植术后常规留置腹腔引流管：肝门、右膈下、温氏孔各一条（右腹 2 条，左腹 1 条，图 1-21）。正常情况下，引流液多为淡红色，后期如混有腹腔积液，则为淡黄色。拔管前常规通过 B 超确定体内液体潴留量，按医嘱采集标本送检，一般引流液量低于 50mL 时可拔除引流管。

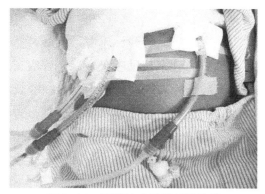

图 1-21　肝移植术后腹部引流管

46.5 肝移植术中为何要留置颈静脉导管

　　肝移植手术复杂，手术时间长，术中需要输入大量液体及血管活性药物等，为保证术中液体输注顺利，并在术中进行中心静脉压监测等，需常规留置 1 ~ 2 条深静脉导管。肝移植术后患者恢复期较长，期间仍需使用深静脉导管，用于维持液体、止痛、测量中心静脉压及静脉营养治疗。深静脉留置期间应注意管道的固定通畅及无菌。敷料松脱及时告知护士更换，避免发生导管相关性感染。

46.6 肝移植手术为什么行气管插管

　　肝移植手术采用到全身麻醉，而临床上常用的麻醉方式则为气管插管全身麻醉（以下简称气管内麻）。此麻醉方法的可控性强，手术操作安全，术中配合好，能使患者舒适、可靠地完成手术。气管内麻是指先经过静脉通路（如留置针）使用全身麻醉药让患者达到麻醉状态，然后通过声门插入气管导管来辅助呼吸，保持呼吸道通畅。而患者的口腔、鼻腔、牙齿、颈部活动度、咽喉状况都有可能影响气管插管的顺利实施。手术结束后则带着气管插管转入ICU，继续接呼吸机辅助通气改善肺功能。当生命体征平稳、意识清醒、肌力恢复、咳嗽反射恢复、咳痰有力、自主呼吸恢复、每分钟呼吸次数大于 12 次、吸氧浓度在 40% 或以下（各项指标缺一不可），可试验性停止使用呼吸机，观察 0.5 ~ 1 小时后若无变化，采动脉血行血气分析，氧合指数及以上各项指标达标后可拔除气管插管。

47 营养液：监护期间的营养供给

一般而言，在肝移植术后早期需要呼吸机通过气管插管输氧给肺部。人们平常喝水或进食时，会关闭咽喉与气管的通道，保证食物不会进入气管。留置气管插管时，食物无法正常通过口腔进入胃内。所以在留置气管插管期间，患者是不能喝水或进食的。另外，患者在术后早期肠道功能尚未恢复，盲目进食会导致腹胀、腹痛等。在拔除气管插管 4 ~ 6 小时后，若肠道功能逐渐恢复，可少量喝水。待排气后，可根据病情，酌情进食少量流质饮食（如米汤等）。

在禁食期间，患者无法正常进食，医生会根据患者的病情选择适合的方式进行营养供应。一般分为肠内营养和肠外营养两大类别。肠内营养是经胃肠道提供身体需要的营养物质及其他各种营养素的方式，可以经过导管通过营养泵匀速注入胃肠道，包括鼻胃管、鼻十二指肠管、鼻空肠管和胃空肠造瘘管等。不同种类的管道留置的方式不一样，如鼻胃管、鼻十二指肠管是从鼻腔进入送至胃部或者肠道，而各类造瘘管则是通过腹部皮肤进入消化道。肠内营养制剂有很多种，医生会根据患者病情的变化选择适合的营养制剂。肠外营养是从静脉向体内供给患者所需要的营养要素，可作为手术前后及危重患者的营养，全部营养从肠外供给称全胃肠外营养（total parenteral nutrition, TPN）。肠外营养液包括葡萄糖、脂肪乳剂、氨基酸、电解质及微量元素等，即使患者无法正常进食，仍可维持营养供给。

48 肝移植术后出血的表现

既往研究认为肝移植术后腹腔出血与多方面因素有关。研究认为 MELD 评分可能是术后出血的危险因素之一。其他因素如患者自身患有肝硬化、血红蛋白或凝血因子缺乏等，捐献器官质量，外科手术因素也与术后腹腔出血相关。

1）术后出血分类有哪些。

（1）原发性出血：可发生于术后 24 小时内，术中止血不彻底、不完善，如结扎血管的缝线松脱；小血管断端的痉挛及血凝块的覆盖，创面出血暂时停止而使部分出血点被遗漏，这些是原发性出血的主要原因。表现为：引流管引流出大量鲜血；术后短期内出现休克，虽然输血补液处理，休克不见好转，甚至加重，表示出血量较大。

（2）继发性出血：由于后期手术区域的感染和消化液外渗等因素，使部分血管壁发生坏死、破裂，可导致术后继发性出血。表现为：术后 1 ~ 2 周内，伤口深部突然出现血块或有鲜血涌出；严重的出血可发展为出血性休克，后果严重。

2）如何评估出血量。

（1）通过全身症状评估：出血量小于 500mL，一般不引起全身症状；出血量大于 500mL，可出现全身症状如头晕、出汗、乏力、心悸等；出血量大于 1000mL 或者失去全身血量的 20%，可出现循环衰竭的表现，如血压下降、心率增快等。

（2）通过血液学检查指标评估：失血量 10% ~ 15%，血红蛋白大于 100g/L；失血量 15% ~ 20%，血红蛋白为 70 ~ 100g/L；失血量 20% ~ 30%，血红蛋白小于 70g/L。

3）如何观察术后出血。

（1）生命体征的监测：术后 24 ~ 48 小时内监测神志、血压、血氧饱和度、心率、呼吸、体温等指标。有时心率加快可以作为手术后抗凝时腹腔内出血的首发表现，特别是心率、血压的变化，当出现不明原因的心率加快，严重低血容量休克伴有顽固性低体温、凝血障碍，提示腹腔内有活动性出血。

（2）引流液的颜色、量：腹腔引流管的引流量 2 小时大于 200mL，12 小时大于 400mL，提示腹腔出血。术后 B 超检查能及时发现肝周、腹腔积液或大量血凝块等异常征象，在肝移植术后腹腔内出血的辅助诊断中价值较高。

（3）观察每小时尿量及颜色：术后早期维持在每小时 200mL 左右，后期维持在每小时 100mL。如尿量减少，应怀疑存在出血倾向。

（4）腹围及腹内压的监测：患者会出现腹胀、腹痛等自主感觉，临床表现为腹围增加，腹腔压力增高，是早期判断腹腔内出血重要手段之一。

49 肝移植术后为什么会发热

发热是手术后最常见的症状，约 72% 的患者体温超过 37℃，41% 的患者高于 38℃。术后发热不一定表示发生感染。非感染性发热通常比感染性发热症状出现得早（分别平均在术后 1.4 天和 2.7 天）。

1）非感染性发热。

（1）主要原因：手术时间长，广泛组织损伤，术中输血，药物过敏，麻醉剂引起的肝中毒等。

（2）非感染性发热的特点：病程超过 2 个月；无明显中毒症状；贫血、无痛性多部位淋巴结肿大、肝脾大引起中枢性发热的疾病以脑血管病、脑外伤及脑部手术较常见。此外，有研究表明恶性高热和神经安定剂恶性综合征也归为体温调节障碍—类。

2）感染性发热。

（1）危险因素：患者体弱、高龄、营养状况差、糖尿病、吸烟、肥胖、使用抗排斥药或原已存在的感染病灶。手术因素有残留死腔、组织创伤等。

（2）感染性发热的特点：起病急，可能伴有寒战；白细胞计数高于 $12×10^9/L$，或低于 $0.5×10^9/L$；C 反应蛋白测定阳性，提示有细菌性感染或风湿热，阴性多为病毒感染。

3）其他术后发热的原因。

（1）引流不畅：腹腔引流管、深静脉穿刺管等管道都需留置在患者体内一段时间。压迫、扭曲、脱落、移位都可能引起管道引流不畅。如突然出现腹腔引流量减少或消失、深静脉置管输液流速减慢或停止，体温反而逐渐升高，应考虑该情况。处理上应以预防为主，防治结合。腹腔引流管需注意监测引流量，检查引流管通畅度。深静脉置管时应注意无菌操作，预防医源性感染。一旦出现引流不畅，可用生理盐水冲管，解除阻塞，体温多能恢复正常。

（2）急性排斥反应：排斥反应的发热特点是体温突然升高，大部分在 38 ~ 39℃，部分患者呈低热，而 39℃ 以上者较少见，热型无规律。

50 肝移植术后疼痛：肝移植手术难忘的结

 50.1 疼痛的危害与管理

术后疼痛是机体受到创伤、感染、手术等刺激后的一种反应，疼痛的危害包括生理、心理和行为等。

1）不愿意深吸气，膈肌活动受限，呼吸功能下降。

2）不敢用力咳嗽，不利于分泌物排出，可能导致肺部感染等并发症。

3）活动受限制，导致肌肉萎缩、关节僵硬、深静脉血栓形成。

4）引起心率加快、血压升高。

5）睡眠质量下降、失眠。

6）影响情绪，产生焦虑、忧郁、沮丧、恐惧。

术后疼痛是目前临床最常见的疼痛，但现代先进的镇痛理念不仅仅强调术后的镇痛，更强调整个围手术期的镇痛，包括术前、术中、术后持续的、多模式的镇痛。通过组织疼痛敏感状态的形成，可取得有效地围手术期镇痛效果，同时达到避免术后慢性疼痛发生的目的。围手术期倡导按时镇痛，以确保镇痛效果。有效减轻术后疼痛，提高生活质量，缓解紧张情绪，减少心血管系统并发症。早期干预深呼吸和咳嗽，减少肺不张、肺部感染的发生。改善睡眠，更好地配合治疗。

 50.2 怎样应对术后疼痛

1）疼痛应该尽量忍耐吗。

有痛不能忍！如果患者有以下这些想法，就需要注意了！"手术后疼痛属于正常现象""疼痛忍忍就好了""老喊痛，不太好吧！""等疼得受不了，再叫医生吧！"现在，该放弃这些错误、落伍的疼痛管理观念了。疼痛可引起机体各系统发生相应的改变和损害，应该早期有效控制，不然可能发展为慢性疼痛。慢性疼痛不仅使患者感受到痛苦，而且严重时会影响患者的心理、生理功能，使其无法正常生活、无法参与日常的社交活动。

2）治疗方法。

治疗方法主要包括非药物治疗和药物治疗两大类。非药物治疗包括心理疏导、分散注意力、放松疗法等；药物治疗主要为阿片类镇痛药物。

为了达到更好的疼痛治疗效果，患者应该如何配合医护人员？

①告诉医护人员想要了解关于疼痛的内容。

②主动告诉医护人员自身的感受。疼痛评估有多种方法，如数字评分法、面部表情评分法等。当难以描述疼痛感受时，可以配合通过各种评分方法表达疼痛程度，这样更利于医护人员进行针对性的镇痛治疗。

③与医护人员交谈，了解镇痛治疗方案，消除对镇痛

药物的顾虑，积极配合医护人员执行镇痛方案。

④当突然出现疼痛或疼痛加剧无法忍受时，及时告知医护人员。

⑤除了使用镇痛药物外，还可以通过听音乐、看书、冥想等非药物方式放松，以达到减轻疼痛的感觉。

（李丽琼　区卓曦　李冠湘　尤华春　赵　琦）

术后早期注意事项：
自我观察也重要

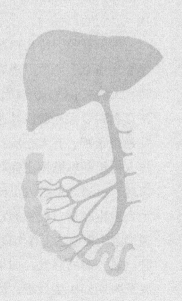

肝移植术后伤口需要注意什么

　　肝移植手术腹部伤口较大，属于 II 类伤口，需要平时注意保持切口敷料清洁干燥，才能让伤口愈合良好，恢复顺利。所以一般情况下肝移植手术后第 1 天需更换一次伤口敷料，一星期内需要每天换药 1 次，术后一星期后 3 ~ 4 天更换一次，如有渗血及渗液应及时更换敷料，以防止伤口感染。如果腹部切口恢复顺利，伤口拆线一般在术后 10 ~ 15 天。

　　术后需要保持伤口敷料清洁干燥才能避免感染，不会影响伤口愈合。所以患者自我观察方面需注意观察伤口敷料有无渗血渗液，伤口周围有无黄色液体或血性液体流出，注意敷料有无松脱或掉落。在起床活动时查看敷料胶布粘贴是否紧密，有无松脱。如发现敷料胶布松脱，可告知医护人员重新粘贴固定完好再起床活动；如果发现敷料松脱掉落，可通知医护人员给予重新更换；如果因出汗或清洁个人卫生时伤口敷料有汗液污染或清水淋湿时，需要及时通知医生更换。注意伤口在身体安静、平稳状态下有无红、肿、热、痛的感觉，如果感觉伤口出现红、肿、热、痛，要及时通知医生处理；注意体温有无发热，如出现体温超过 37.5℃，及时告知医护人员排除有无伤口感染，以便及时处理。

肝移植术后常做哪些检查

  肝移植手术后因为医生需要及时了解身体重要器官的各项指标恢复情况，以便及时发现身体的异常状态，就需要一些辅助检查来完成。主要包括血、尿、大便常规；血生化、肝功能、凝血功能、电解质、酸碱平衡、肝炎病原体学检查、巨细胞病毒抗原检查、他克莫司／环孢素浓度检查等；影像学检查包括肝胆胰脾 B 超，胸部 X 线片、CT 等。

 肝移植术后为什么经常抽血化验

  肝移植手术创伤大，手术时间长，术后肝脏功能处于恢复阶段，需严密监测。

  （1）血常规：可及时了解白细胞、血红蛋白、血小板等指标，以便及时发现有无感染、贫血、出血倾向等；

  （2）肝功能：可及时了解白蛋白、总胆红素、谷氨酸氨基转移酶、天冬氨酸氨基转移酶等指标，及时了解肝脏功能恢复情况；

  （3）肾功能：可及时了解血肌酐指标，了解肾功能的情况；

（4）感染指标：可及时了解 C 反应蛋白、中性粒细胞的情况，及时发现有无感染，以便及时处理；

（5）电解质：可及时了解血钾、钠、氯等电解质情况，发现异常，及时处理；

（6）他克莫司／环孢素浓度：可及时了解服用的抗排斥药的药量是否合适，及时根据浓度调整药量，以免药物浓度过低引起排斥反应或药物浓度过高引起不良反应。

以上监测指标仅能通过抽血得到结果，因此术后早期抽血较频繁，待相关指标及病情稳定后会减少抽血频次。

 肝移植术后肝功能恢复及早期移植肝功能不全

人的正常肝脏生理功能包括分泌、消化、排泄、解毒、参与凝血等功能。肝移植术后肝脏需要一段时间才能逐渐恢复正常生理功能。移植成功后，移植肝脏就开始在体内发挥功能，各项指标开始逐渐恢复正常，包括总胆红素、谷氨酸氨基转移酶、天冬氨酸氨基转移酶、白蛋白、凝血功能等指标在术后就开始逐渐下降，各项指标逐渐好转、凝血功能、白蛋白合成功能逐渐恢复。患者会自我感觉精神好转、胃纳差变好，活动后不感到胸闷气促，皮肤巩膜黄疸逐渐减轻，尿色变为正常的淡黄色，皮肤未见皮下出血点，伤口愈合拆线。彩色多普勒 B 超显示移植肝良好，这个过程一般需要半个月至 1 个月的时间。

　　早期移植肝功能不全指的是移植术后 1 个月内发生移植肝的各种功能恢复不良的表现。可能在术后迅速发生也可较晚发生，主要表现为：胆汁分泌量少、稀薄；总胆红素异常升高、天冬氨酸氨基转移酶和丙氨酸氨基转移酶明显升高；不同程度的昏迷、肾衰竭伴乳酸血症、持续凝血功能异常。严重者表现为原发性移植物无功能，在术中即可表现出来，一般表现为酸中毒和凝血功能异常，术后 2 天患者不能清醒并出现肾衰竭时，需要急诊再次行肝移植。

55 肝移植术后早期为什么有时还会出现黄疸

　　黄疸是指由于胆红素代谢障碍引起血清内胆红素浓度升高，导致巩膜、皮肤、黏膜及其他组织出现黄染的现象。正常血清总胆红素为 1.7 ～ 17.1μmol/L（0.1 ～ 1mg/dL），胆红素在 17.1 ～ 34.2 μmol/L（1 ～ 2mg/dL），临床不易察觉，称为隐性黄疸，当血胆红素超过 34.2μmol/L（2mg/dL）时，出现肉眼可见的黄疸。主要症状为皮肤、黏膜、巩膜黄染。黄疸是肝移植术后很常见的临床表现，几乎所有肝移植患者在术后早期都会出现黄疸，通常在术后 9 ～ 13 天恢复正常，这是由于供肝热、冷缺血和再灌注损伤导致的肝脏泌胆系统异常，为一种可逆性病理过程，有文献将其称为"功能性胆汁淤积"或"一过性肝内胆汁淤积"。若术后胆红素居高不下或下降缓慢或下降后再度升高则为异常。

56 肝移植术后胆漏的早期表现有哪些

胆漏是多种原因引起的胆汁或者含有胆汁的液体持续通过非正常途径从胆道系统直接漏入腹腔的一种疾病。胆漏的诊断标准：①腹腔引流管连续 3 天有胆汁引出或单次引流胆汁量 ≥ 100mL/d；②未置腹腔引流者，术后出现腹膜刺激征，腹穿抽出胆汁或再次手术发现腹腔内有胆汁聚积。肝移植术后胆漏多发生于术后 5 ~ 7 天，患者常表现为不同程度的腹痛，同时伴有反跳痛、腹肌紧张的腹膜刺激征，腹腔引流管引流液性质呈胆汁样改变，甚至出现胆汁经切口渗出情况。可有发热，有时可伴有肠梗阻症状。如果发现腹腔引流管引流液性质呈胆汁样改变，可予实验室检查腹腔积液生化，如腹腔积液的胆红素指标高于血胆红素指标 10 倍以上，可确诊发生胆漏。

57 肝移植术后胆道狭窄的早期表现有哪些

肝移植术后胆道狭窄一般发生在术后 3 个月以上，胆道狭窄可能发生在胆管吻合口，肝内胆管或肝外胆管都有。发生的原因可能有供受体胆道管径大小不一致、胆道愈合不良、胆道缺血等。肝移植术后胆道狭窄临床表现各异，不典型者仅仅表现为肝酶升高，另有一些患者可出现皮肤巩膜黄染、尿液黄色、陶土样便、血胆红素指标进行性增高及肝功能受损等。术后早期如果有胆道引流管可出现胆汁引流量突然较前一天骤减，如果狭窄严重，可发现引流量明显减少或完全未见胆汁引出。因此，若发现皮肤巩膜越来越黄、皮肤瘙痒、尿色变深黄、大便呈陶土样便、血总胆红素指标进行性增高时，要及时复查或联系医生做彩色多普勒超声或胆道造影明确诊断。

58 如何发现肝移植术后血管并发症

肝移植术后血管并发症常见包括肝动脉血栓或门静脉血栓，发生原因包括患者血液高凝状态、供受体血管管径不一、血管内皮损伤等。肝移植术后血管并发症早期，患者自觉症状不明显，可能会出现低热、转氨酶突然升高，并排查了感染、排斥的可能。如果未及时发现，患者可能会进一步出现高热，肝区疼痛不适，总胆红素、转氨酶异常升高、出现脓毒血症或败血症的感染表现。彩色多普勒或血管造影对血管并发症有很高的诊断价值。

肝移植术后为什么会发生高钠或低钠血症

（1）肝移植术后发生高钠血症的原因：①各种原因使肾脏损害致钠代谢调节失衡，如移植前肝肾综合征，术中阻断血管及失血所致的灌注压不足导致的肾前性肾衰竭，抗排斥药导致的肾实质损害；②大量利尿或颅内水肿所至的中枢性尿崩症，大量失水；③胃肠引流导致消化液丢失或术后高热及呼吸机辅助通气导致的不显性失水；④由于肠道功能尚未恢复，禁食、禁水导致的医源性缺水；⑤术中维持水、电解质平衡而补钠过多；⑥应用激素导致醛固酮系统失调造成的水钠潴留。

（2）肝移植术后发生低钠血症的原因：①术前有腹腔积液的患者抽放腹腔积液并限制钠的摄入，钠储备量减少；②新鲜冰冻血浆、浓缩红细胞的大量输注以及高血糖状态都会显著降低血钠浓度；③术后经引流液丢失；④大剂量利尿药的使用导致钠丢失增加；⑤术后大剂量抗排斥药的应用；⑥术后肝功能未完全恢复导致肝代谢功能障碍，手术的应激、抗排斥药导致的高分解状态和移植肝的缺血－再灌注过程都可使移植肝功能受损，易产生代谢紊乱。

肝移植术后为什么会发生高钾或低钾血症

（1）肝移植术后发生高钾血症的原因：①进入体内的钾太多，如口服含钾食物或静脉输注钾过多，以及大量输入保存期较久的库存血等；②肾排钾功能减退，如急性、慢性肾衰竭；③代谢性酸中毒；④抗排斥药他克莫司胶囊的罕见不良反应有高钾血症。

（2）肝移植术后发生低钾血症的原因：①术后禁食导致钾摄入不足；②腹泻、呕吐、持续胃肠减压、肠瘘等，从消化道途径丧失大量钾；应用呋塞米或噻嗪类利尿剂，急性肾衰竭多尿期使肾排出钾过多。

（罗新春　张利姗　钱　权）

排斥反应：
移植"不能承受之重"

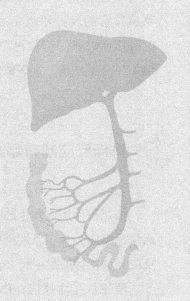

肝移植后为什么会出现排斥反应

　　人体免疫系统的功能可以识别和清除任何存在于体内的侵入物，这是人体的一种自然免疫本能；体内的免疫系统会将植入的新器官识别为外来物，并设法清除，就会发生排斥反应。常表现为术后 5 ~ 15 天出现发热、肝大、黄疸加深、胆汁分泌骤减、肝功能异常、血清胆红素急剧上升、碱性磷酸酶上升、凝血酶原时间延长。为防止免疫系统对移植器官的攻击和破坏，必须服用抗排斥药。即使是完善的医疗和护理，排斥反应有时在少部分患者中还是会发生，但如果及早发现，大多数排斥反应可被成功治愈。

62 **排斥反应都有哪些**

　　按照排斥反应发生的时间和组织病理学特征，肝移植术后排斥反应分为超急性排斥反应、急性排斥反应、慢性排斥反应和移植物抗宿主病（graft versus-host disease，GVHD）。

　　超急性排斥反应：由于受者体内预存针对供者抗原产生抗体，该抗体与供者抗原结合后激活补体继而诱导体液免疫反应，在移植肝开放血流后数分钟至数小时内发生，使移植肝迅速失去功能。临床上同种异体肝移植超急性排斥反应发生极为罕见，主要见于 ABO 血型不相溶肝移植。

急性排斥反应：最早见于术后 2 天，较晚可在术后数月出现，平均为术后 7 天至 3 周，典型临床表现为不明原因发热、食欲减退、精神萎靡、肝区胀痛、黄疸加深，胆汁分泌减少、颜色变浅、质地变稀和肝功能障碍、血清胆红素急剧上升等。

慢性排斥反应：大约 10% 的肝移植受者可发展为慢性排斥反应，亦称胆管消失综合征，一般在移植术后数月至数年发生，进展缓慢，既往常有过 1 次或多次急性排斥反应发生。其临床症状不典型，常表现为无症状的肝功能逐渐异常，进行性胆汁淤积、胆红素增高、碱性磷酸酶升高，移植肝增大变硬，调整免疫抑制方案及糖皮质激素治疗均无明显效果，最终发生移植肝失去功能。其组织病理学特点为：①肝内小胆管明显减少或消失；②中央静脉周围肝细胞胆汁淤滞、气球样变性、脱失及坏死；③汇管区纤维化，同时浸润的炎细胞逐渐减少；④排斥反应所致动脉病变，动脉内皮受到免疫损伤，脂质沉积于内皮下，使动脉管腔狭窄或闭塞。目前尚无有效治疗方法，发展至移植肝失去功能后需再次行肝移植手术治疗。

移植物抗宿主反应（graft versus-host reaction，GVHR）是由移植物中的特异性淋巴细胞识别宿主抗原而发生的一种反应，这种反应不仅会导致移植失败，还给受者造成严重后果。GVHR 所引起的疾病称为 GVHD。GVHD 在富含淋巴细胞的器官移植（如骨髓、小肠）术后高发，肝移植术后 GVHD 的发生率仅为 0.1% ~ 2%，但病情进展极其凶险，往往导致多器官功能衰竭，死亡率高达75%。急性GVHD多发生于肝移植术后早期，通常在术后2~6周，临床上常表现为不明原因的发热、皮肤斑丘疹、腹泻、消化道出血及严重的骨髓抑制。早期移植肝功能多正常，后期由于合并严重感染、消化道出血以及多器官功能不全等原因引起肝功能异常。同时，需行移植肝穿刺活检以排除排斥反应。早期诊断较为困难，初始症状易与感染引起的发热，药物过敏引起的皮疹及抗排斥药引起的腹泻等症状相混淆。当出现明显的皮肤斑丘疹、腹泻、消化道出血及严重的骨髓抑制时已属晚期表现，治疗效果极差。

63 "发现"排斥反应

目前肝移植排斥反应的诊断主要借助于移植肝的病理学检查。肝穿刺活检是确诊排斥反应类型的金标准，需辨别与胆管萎缩、消失，胆汁滞留等急性排斥反应不同的病理特点。

64 排斥反应的积极防治

肝移植术后排斥反应重在预防：①积极配合医生做好

术前评估，如既往病史、手术史及用药史等；完善各项术前检查（如 B 超、CT 等）。②密切观察生命体征变化。③及时反馈食欲及精神状况。④肝移植术后抗排斥药基本应用原则是在有效预防排斥反应的前提下，达到药物剂量及药物不良反应最小化，实现个体化给药。由于个体间存在药物代谢动力学差异，某些药物（如环孢素、他克莫司等）需要通过监测血药浓度来调整剂量。⑤肝移植术后早期易发生排斥反应，抗排斥药应用量较大。通过监测肝功能、血药浓度等，在有效预防排斥反应的前提下，酌情减量，最终达到剂量最小化，避免免疫抑制过度，减少因免疫功能降低所致感染和肿瘤等并发症的发生。⑥遵医嘱服用抗排斥药药物，若出现漏服、呕吐、腹泻等应及时检测血药浓度来调整剂量。

（钱　权　罗新春　于　瑞　张利姗）

药物：“新肝”守护者

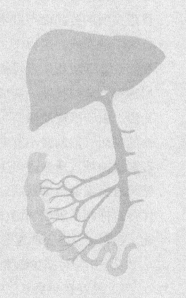

65 长期服用激素有哪些不良反应

肝移植术后常用的激素是糖皮质激素类的甲泼尼龙，常见药物剂型有：粉针剂（500mg、40mg）、片剂（4mg）。

临床上长期使用糖皮质激素，可造成脂质代谢、水盐代谢紊乱，表现为满月脸、水牛背、皮肤变薄、多毛水肿，停药以后症状可自行消失。长期使用糖皮质激素也可诱发感染，使体内潜在的病灶扩散。糖皮质激素可刺激胃酸、胃蛋白酶的分泌而抑制胃黏液的分泌，降低胃肠黏膜的抵抗力，诱发或加重胃十二指肠溃疡，甚至造成消化道出血和穿孔。糖皮质激素可促进蛋白质的分解、抑制、合成，增加钙、磷的排泄，造成骨质疏松、肌肉萎缩、伤口愈合变慢。由于糖皮质激素可促进糖原异生，降低组织对葡萄糖的利用，抑制肾小管对葡萄糖的重吸收，长期应用超生理剂量的糖皮质激素可引起糖代谢紊乱，半数患者可出现糖耐量受损甚至糖尿病。激素干扰了机体对氮和矿物质的保存，抑制了胶原和蛋白质的合成并减弱了生长激素的效能，在儿童身上表现为生长发育迟缓。

以下措施可减少激素引起的不良反应：

1）最好在早晨6、7点服用，这个时间段与人体自身分泌激素的时间吻合，可减少激素的不良反应。

2）遵医嘱用药，不能自行加减药量或者停药。

3）建立低盐、低糖、低脂、高蛋白的健康饮食习惯，戒烟酒，注意补充足够的钙和维生素 D，最大程度预防骨质疏松的发生。

4）补充叶酸和 B 族维生素。

5）多晒太阳，保持骨骼及肌肉健康。根据自身情况适当锻炼，不要过度疲劳。

6）根据医嘱使用降糖药物，如二甲双胍、吡格列酮、罗格列酮，严重高血糖者可注射胰岛素。

7）有消化道溃疡或用药总量大于 1000mg 者，可用铝碳酸镁、H_2 受体拮抗剂、质子泵抑制剂药物。勿与非甾体抗炎药合用。

8）对于生长发育缓慢的儿童，可采用激素替代疗法、隔晨疗法、生长激素疗法等缓解症状。

9）定期到医院复查，以便及早发现激素不良反应，及时干预治疗。

66 抗排斥药的不良反应有哪些

（1）钙调磷酸酶抑制剂：他克莫司（普乐可复、福美欣、赛福开）、环孢素（新赛斯平、新山地明）。他克莫司常见不良反应：肾毒性、神经毒性和糖尿病，其他不良反应包括震颤、细菌感染、巨细胞病毒感染和消化道反应等；环孢素常见不良反应：主要为肾毒性和高血压，此外还有肝毒性、神经毒性、高胆固醇血症、高尿酸血症、高钾血症、震颤、牙龈增生、糖尿病和多毛症等。

（2）抗代谢药：吗替麦考酚酯（赛可平、骁悉、米芙）。常见不良反应：①胃肠道反应，包括腹泻、恶心、呕吐和腹胀等，其发生率及程度与药物剂量呈正相关；②骨髓抑制：多为白细胞计数减少，严重时会出现血小板或红细胞计数减少，骨髓抑制是肝移植术后严重并发症，需注意监测。

（3）哺乳动物雷帕霉素靶蛋白抑制剂：雷帕霉素/西罗莫司（西罗莫司口服液、雷帕鸣、宜欣可）。常见不良反应：主要为高血脂和骨髓抑制，可引起血小板减少、腹泻、高脂血症、延迟伤口愈合、口腔溃疡等不良反应的发生。

67 **西罗莫司可以和他克莫司同时服用吗**

不可以。一同服用时，西罗莫司会影响他克莫司的代谢，导致血液中他克莫司浓度升高。因此建议分开服用，如当天 10 点服用他克莫司，16 点服用西罗莫司。

68 **为什么服用的抗排斥药存在个体差异**

抗排斥药个体间血药浓度变异较大，这与 CYP3A 和

P-gP 蛋白的作用有关，而基因多态性是 CYP 和 P-gP 活性及功能差异的决定因素。因此基因多态性与不同个体间药物代谢的差异密切相关。

 ## 69　抗排斥药剂量怎样调节

移植术后抗排斥药需维持治疗，目前维持治疗主要是组合使用几种抗排斥药，不同类别的药物具有不同的作用机制和毒性作用。这些抗排斥药作用于免疫应答中的不同信号并发挥协同作用。使用多种药物组合不仅可以降低剂量以保证足够水平的免疫抑制，同时可以减轻毒性作用。

一般肝移植受者的标准初始维持治疗方案如下：

1）他克莫司 0.02 ~ 0.03mg/kg 口服，每日 2 次（血清维持在 8 ~ 12ng/mL）。

2）吗替麦考酚酯 1000mg 口服，每日 2 次，或霉酚酸钠 720mg 口服，每日 2 次。

3）泼尼松梯度治疗。随着时间的推移，他克莫司和霉酚酸的剂量应逐渐减少，而霉酚酸和泼尼松应最终被停止使用。目前有多项研究探讨移植耐受的生物标志物，希望在将来可以对每个特定受者定制抗排斥药方案，然而目前维持治疗的管理仍然基于临床判断。

若抗排斥药剂量有所调整，应遵医嘱定期抽血查看血药浓度，临床工作中有多名患者因为特殊情况未按时返院复查导致急性排斥反应的发生。例如，某患者肝移植术后 3 年，1 个月前因血糖过高，医生减少了糖皮质激素及他克莫司的用量，减药 1 周后抗排斥药血药浓度在正常范围，由于特殊原因及未能及时监测血药浓度，减药后第 2、3 周未返院复诊，至第 4 周发现巩膜黄染明显，遂至医院检查，发现抗排斥药血药浓度严重过低，肝功能受损严重，确诊为急性排斥反应。因此，对于肝移植受者，按时复查至关重要，尤其对于抗排斥药物剂量有调整的患者。

70 肝移植术后服用抗排斥药的注意事项有哪些

器官移植术后，为防止机体对移植器官发生排斥反应，需终身用抗排斥药，一般患者在手术当天和术后第 4 天使用静脉免疫诱导药物利妥昔单抗 20mg，术后第 4 天标准初始维持治疗。正确服用抗排斥药至关重要，在服药时，需注意：①抗排斥药一定要在规定的时间服用，时间的变动范围不应超过 30 分钟，最佳间隔时间为 12 小时，绝对不能少于 8 小时。不能擅自停药、减量或用替代药，服药时最好空腹，如饭前 1 小时或饭后 2 小时服用。②在术后早期，即使只漏服一次剂量，也可能导致严重的排斥反应。因此，在出现漏服后，患者应立即与移植中心联系，必要时检测抗排斥药的血药浓度。同时在其后至少 1 周时间内密切关注出现排斥反应的征兆。绝对禁止在下一次服药时擅自增加剂量。③定期采血检测主要抗排斥药的血药浓度，以此为基础调整药物的服用量，从而保持适当的血药浓度。④严格按照移植中心的要求调整抗排斥药用量。

 71 服用抗排斥药后能否自行换药、停药

1）遵医嘱定时、定量服药，不能擅自停药、换药。

2）在医生指导下调整药物剂量，不能擅自随意调整。在临床中，既往存在有患者自行停药的情况，以下为临床真实案例：①一例肝移植术后 1 年的患者，自我感觉良好，认为抗排斥药剂量可减少，未经医生同意自行减少剂量。1 周后出现乏力、食欲缺乏、皮肤黄染瘙痒等症状，前来门诊就医。监测肝功能及抗排斥药药物浓度，发现转氨酶及胆红素明显升高，药物浓度低。在医生追问下，发现患者自行减少抗排斥药服用剂量，考虑患者存在排斥反应收入院治疗。所幸发现及时，收入院后经过加强抗排斥药物治疗，患者肝功能逐渐恢复，无需再次进行肝脏移植，顺利康复出院。②另一例肝移植术后半年患者，早期定期复查，恢复良好。重返工作岗位后，因工作繁忙未按时服用抗排斥药，且有漏服情况。1 周后出现皮肤黄染等症状，前来门诊就医。监测肝功能及抗排斥药药物浓度，发现转氨酶及胆红素明显升高，药物浓度低。自述近期有漏服抗排斥药的情况，医生考虑存在排斥反应收入院治疗。住院期间，经加强抗排斥药物治疗，肝功能未恢复，需再次进行肝脏移植，经二次肝移植后顺利康复出院。

72 如何处理漏服、过量服药

如果出现服药推迟的情况，请注意下次服药的间隔时间。例如，患者通常在早晨 10 点服药，但由于某种原因将早晨 10 点的剂量推迟到下午 3 点才服用，那么晚上的剂量至少推迟到晚上 11 点。请记住，时间间隔不能少于 8 小时。否则可能导致严重的不良反应。

若服用了过量的抗排斥药，应立即与移植中心联系，必要时检测抗排斥药的血药浓度，若血药浓度在正常范围，则无需恐慌；若血药浓度过高，则需按医嘱暂停抗排斥药服用，并注意观察是否有相应不良反应的发生。

73 服药后发生呕吐怎么办

呕吐会对抗排斥药的血药浓度造成明显影响，一旦发生，请严格遵守抗排斥药增量守则：

1）服药 0 ~ 10 分钟内呕吐时，加服全量抗排斥药。

2）服药 10 ~ 30 分钟内呕吐时，加服 1/2 量抗排斥药。

3）服药 30 ~ 60 分钟内呕吐时，加服 1/4 量抗排斥药。

4）服药 60 分钟以后呕吐时，无需追加剂量。

74 肝移植术后应尽量避免同时服用哪些药物

肝移植患者除了服用抗排斥药外，部分患者还需服用其他药物共同治疗，应注意避免服用影响抗排斥药血药浓度的药物。

1）可增加抗排斥药血药浓度的药物：如氟康唑、酮康唑、依曲康唑、红霉素、西咪替丁、尼卡地平、达那唑、多西环素、诺氟沙星、环丙沙星、盐酸甲氧氯普胺、秋水仙碱、雌激素、雄激素、维拉帕米、五酯胶囊等；

2）可降低抗排斥药血药浓度的药物：如苯巴比妥、苯妥英钠、卡马西平、利福平、异烟肼、蛋白酶抑制剂等。

另外，中草药具有肝毒性，长期服用会对肝脏造成明显的损害，因此不建议服用中药，若需使用中草药应咨询移植医生。

（廖昌贵　何婉欣　何小凤　杨宝玲）

感染：重在预防

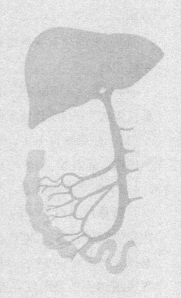

肝移植术后个人卫生及居住环境有何要求

　　肝移植术后如果伤口无发生感染，无留置引流管并且伤口拆线，正常愈合后，可进行淋浴。肝移植术后个人健康卫生维持在良好的水平是很重要的，这有助于降低感染的危险。应做到：

　　1）饭前、便后洗手，用指甲刷彻底清洁指甲。

　　2）勤换内衣裤，注意外阴清洁，遵从安全的性行为准则。

　　3）出现严重或者感染的痤疮，应该及时接受皮肤科医生的治疗。

　　4）饭后立即刷牙，并且应用抗菌漱口液漱口，无论接受移植多久，在接受任何牙科手术前都要预防性使用抗生素。

　　5）注意饮食卫生，生吃瓜果前洗净，避免食用生或半熟的肉、蛋食物。

　　6）饭菜煮热烧透，不吃变质食物。

　　肝移植术后居住的房间要宽敞、整洁、通风，保持室内空气新鲜，温度20℃左右，湿度60%。定期打扫，保持通风，每天至少3次，每次大于30分钟，通风换气是防止呼吸道感染的最简便且有效的方法。动物身上有多种细菌和寄生虫，通常不建议在家里饲养宠物，在康复过程中，与宠物交流并照顾它们有助于提高生活质量，但饲养宠物如打扫猫窝、鸟窝，清扫粪便、皮毛等都会增加病毒感染的机会。种植盆栽植物可能会感染土壤中的微生物，因而也不建议种植盆栽植物。比较理想的是水生植物，但不应该放置在厨房或者卧室中。对居住环境及生活用品定期消毒，可采用以下方法：

（1）日光消毒法：日光中的紫外线具有良好的天然杀菌作用，物品在日光下直接曝晒6小时。

（2）煮沸消毒法：消毒时间要从水沸腾后开始计算，经过15～20分钟便能杀灭一般病菌。

（3）药物消毒法：药物消毒的种类较多，一般家庭备些常用消毒药物（如酒精等）。

（4）食醋消毒法：食醋中含有醋酸等多种成分，具有一定的杀菌能力，可进行室内空气消毒。

76 肝移植术后怎样预防呼吸道感染

肝移植术后常规服用抗排斥药，抗排斥药的使用降低机体对于细菌、病毒的识别和反应能力，抑制了自身的免疫功能，大多数易患机会性感染，因此肝移植受者均面临着发生感染的危险，常见的有呼吸道感染（感冒）、泌尿道感染、口腔感染等。

受者所处环境、天气的急骤变化是感染的首要诱因。在此情况下，正常人群都容易出现呼吸道感染，肝移植受者则更易发生。是否发生呼吸道感染则与受者的生活习惯、重视程度密切相关。日常生活中应注意天气冷暖，及时加减衣服。避免与传染病患者接触，早期尽量少去公共场所，外出时应戴口罩；居室定期打扫，保持良好通风，空气新鲜，温湿度适宜；有条件的话可以使用紫外线灯每天照射一次，每次 30 分钟，或用含氯消毒剂 500mg/L 喷雾每天一次。

77 肝移植术后怎样预防口腔感染

肝移植术后由于抗排斥药的使用，患者的免疫状态受到抑制，口腔黏膜易发生感染，因此肝移植受者饭后应立即刷牙，注意使用软毛牙刷，避免牙龈损伤，或应用抗菌漱口液漱口，预防口腔感染；若装有假牙（义齿），饭后也应彻底清洗。当术后肝功能正常、无出凝血障碍、心肺功能正常、无高血压，排除拔牙禁忌证后可以拔牙，但必须向牙科医生说明自己是肝移植患者，于拔牙前 24 小时及术后 24 小时服用抗生素。

78 肝移植术后腹泻怎么办

1）记录腹泻的时间、次数、量及粪便性状并告知医生。

2）保持肛周皮肤清洁干净，便后用温水清洗肛周皮肤，湿纸巾轻轻擦拭。

3）注意水和电解质平衡，观察有无口渴、口唇皮肤干燥、尿量减少等脱水表现。

4）根据医生安排，必要时留取大便标本，服用止泻药物。

5）服用免疫抑制药后如出现腹泻，应遵医嘱调节抗排斥药方案和剂量，定期监测抗排斥药的血药浓度，因为严重腹泻会引起血药浓度增高，有药物中毒的可能。

79 肝移植术后怎样预防泌尿系统感染

泌尿系统感染是肝移植术后较常见的感染，可见尿频、尿急、尿痛，尿道烧灼感，女性受者较男性受者多见。处理方法是尽量多饮水，每天保持喝水在 2000mL 左右，保持尿量在 1500 ~ 2000mL。勤换内衣裤，注意外阴清洁，遵从安全的性行为准则，女性经期注意卫生。

（刘颖翠　张福如　于　瑞　罗新春　钱　权）

代谢并发症：
肝移植受者的"烦恼"

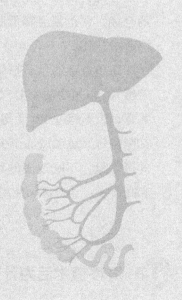

80 肝移植术后为什么会发生高脂血症

移植术后有 17% ~ 66% 的患者出现血清脂质的改变，需要进行饮食控制和药物治疗。移植术后的高脂血症涉及很多因素，如遗传因素、饮食、术后糖尿病、术后肾功能不全和抗排斥药的使用。任何抗排斥药治疗都可能会引起高脂血症和高胆固醇，其中以西罗莫司药物浓度升高导致甘油三酯升高最常见。此外，糖皮质激素可以促进胆固醇的合成，环孢素会降低胆固醇的排泄能力，引起血液中胆固醇的升高。

高脂血症的预防措施：①移植后的患者应限制胆固醇的摄入，以植物油为主，饮食清淡，减少动物内脏、蛋黄（蛋黄宜每天不超过 1 个）等摄入，同时多食用新鲜蔬菜水果；②坚持每天运动锻炼至少 20 分钟；③适当减少碳水化合物的摄入量，不吃过多的甜食；④减轻体重；⑤控制糖尿病和高血压；⑥遵医嘱使用降血脂药。

81 肝移植术后为什么会发生糖尿病

移植术后的糖尿病是与抗排斥药相关的疾病，其中糖皮质激素及钙调磷酸酶抑制剂（环孢素、他克莫司）是目前研究较多的。肝移植术后 4% ~ 20% 的患者可能出现糖尿病，其发生率主要取决于移植术后时间的长短和抗排斥药的使用。肝移植术后使用激素尽管能较好预防排斥反应，但可能是早期移植术后糖尿病的主要诱发因素。激素致移植术后糖尿病的机制可能是通过糖原异生和外周胰岛素抵抗，还能直接抑制胰岛 β 细胞分泌胰岛素等因素。在术后最初阶段，糖尿病十分常见，可能是使用钙调磷酸酶抑制剂和激素的缘故，长期使用激素还可导致胰岛素抵抗。除此之外，环孢素和他克莫司可导致胰岛素合成和分泌的改变；另外的危险因素包括受体高龄、糖尿病家族史、肥胖等。

　　肝移植患者术后应密切随访血糖水平，一旦确诊移植术后糖尿病，应及时纠正糖代谢紊乱。对移植术后糖尿病患者的治疗重点是改变其免疫抑制方案，首先考虑使用不含糖皮质激素的方案，其次要减低钙调磷酸酶抑制剂的用量，或考虑换用基于麦考酚酸衍生物或增殖信号抑制剂的方案。除此之外，移植术后糖尿病治疗与 2 型糖尿病类似，目前大多数用来治疗 2 型糖尿病的药物都可用于移植术后的患者，但对患者降低血糖治疗的同时要注意保护肝功能正常，尽量避免使用对其有潜在损害的药物。肝移植术后糖尿病的处理：调整饮食习惯，控制体重，加强运动，调整抗排斥药方案，如果经以上方法，血糖仍不能控制在空腹 7mmol/L 以下、餐后 11 mmol/L 以下，则需要降糖药物治疗，需定时检查患者血糖和糖化血红蛋白等，积极预防感染。

肝移植术后为什么会发生高尿酸血症

　　肝移植术后高尿酸血症的发生可能与抗排斥药使用、移植前高尿酸血症病史以及利尿剂的使用有关。目前证实明确与高尿酸血症有关的抗排斥药是钙调磷酸酶抑制剂，其主要通过降低肾小球滤过率和增加肾小管对尿酸的重吸收，导致尿酸排泄减少。部分文献报道，移植后服用环孢素的受者较服用他克莫司的受者高尿酸血症发病率更高，但也有文献报道二者无差异。

　　肝移植术后高尿酸血症的一般治疗包括改变不良生活方式（如低嘌呤饮食、多饮水、适当碱化尿液和多运动等），同时筛查相关并发症，与专科医生合作，积极治疗与血尿酸升高相关的代谢性及心血管危险因素。尽量避免使用升高血尿酸的药物。有文献报道，将钙调磷酸酶抑制剂减量联合吗替麦考酚酯，或将钙调磷酸酶抑制剂转换为哺乳动物雷帕霉素靶蛋白，或将他克莫司由普通剂型转换为缓释剂型后，血尿酸降低。尿酸高主要从饮食上进行调理，不吃高嘌呤的食物，绝对不能够饮酒，同时也注意尽量不要吃动物内脏及海产品。如一般治疗未能有效控制高尿酸血症，则需要开始药物治疗，可以选用促进尿酸排泄和抑制尿酸生成的药物。

83 **肝移植术后为什么会发生高血压**

肝移植术后高血压病的病因复杂。抗排斥药（如钙调磷酸酶抑制剂及糖皮质激素）是肝移植术后新发高血压病的主要危险因素。钙调磷酸酶抑制剂诱发高血压的主要机制在于诱导体循环阻力增加并进一步影响肾脏血流，糖皮质激素主要通过其盐皮质激素效应增加血管阻力和心肌收缩力。肝移植受者合并肥胖症或糖尿病时，术后发生高血压病的风险明显增加。其他危险因素有高龄、遗传背景等。

改变不良生活方式、限盐、控制体重和适当运动等。通过调整免疫抑制方案可以在一定程度上降低高血压发生的风险，如应用最小剂量也可能致高血压的抗排斥药（钙调磷酸酶抑制剂和糖皮质激素）。以他克莫司为基础的免疫抑制方案，在减少难治性排斥反应和急性排斥反应的发生率方面，显著优于以环孢素为基础的免疫抑制方案。他克莫司比环孢素能更有效地控制高血压及高血脂等心血管并发症的危险因素。故以他克莫司为基础的免疫抑制方案用于排斥反应治疗时，激素用量减少，合用抗高血压药物减少，胆固醇水平降低。如果改变生活方式和调整免疫抑制方案仍无法达到目标血压水平，则需要辅以降压药物治疗。

（何小凤　杨宝玲　于　瑞）

饮食："吃货"的修养

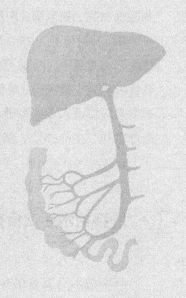

肝移植术后什么时候能正常进食

　　一般情况下，肝移植手术患者术中留置胃管行胃肠减压，术后禁食。待胃肠功能恢复，肛门排气后拔除胃管，从进食清流逐渐过渡到流质、半流质、软食、普食。术后2周一般可恢复正常饮食，但不宜进食牛奶、豆浆、豆奶和甜食，以防腹胀。流质饮食是一种食物呈液体状态、在口腔内能融化为液体，比半流质饮食更易于吞咽和消化的无刺激性食物，如米汤、肉汤、果汁等。半流质食物为细、软、易咀嚼、易吞咽、少粗纤维、无刺激性的半固体，如粥、烂面、水煮蛋等，可适当添加肉末、鱼片、菜泥、果泥等。软食应质软、易咀嚼、易消化，包括烂米饭、面条、馒头等。忌食高纤维蔬菜（如海带、木耳、芹菜、韭菜）、大块肉类、煎炸食物、生冷拌菜、坚果、刺激性调味品。

 肝移植术后饮食有哪些注意事项

　　肝移植术后受者的免疫力下降，进食过程中应注意饮食卫生，避免食物受细菌、病毒、真菌和寄生虫等的污染，而导致食源性疾病。术后早期患者常会感到腹胀、食欲缺乏，应少吃多餐。谷类、鱼、禽、蛋、瘦肉、奶制品、水果、蔬菜等富含维生素、钙和蛋白质的食物，有助于术后早期体力的恢复。肝移植术后患者饮食应以低糖、低脂肪、高维生素和适量的优质蛋白为原则。

（1）蛋白质的补充：蛋白质的供给应以优质蛋白为主，主要是动物性蛋白，来源于鱼、蛋、瘦肉等动物性食物。

（2）控制糖的摄入：肝移植术后使用糖皮质激素、他克莫司（普乐可复）、环孢素，分解代谢、感染等会诱导血糖升高，应少吃甜食。宜食用新鲜水果，每天200 ~ 300g；新鲜蔬菜每天350 ~ 500g，其中黄绿色等深色蔬菜不少于50%。

（3）限制胆固醇的摄入：饮食宜清淡，忌油腻食品，减少食用动物内脏、蛋黄、蟹黄、鱼籽、猪肥膘、无鳞鱼、鱿鱼、乌贼等。以植物油为主，动物性油脂尽量少用，蛋黄每天不宜超过一个。

（4）重视补钙：钙的食物来源以奶制品最适宜，奶制品中不但含钙高，吸收率也高。另外，多进行户外活动也十分重要。

（5）水的摄入：尽量保证每天饮用水大约2000mL，有助于排出体内代谢物，同时注意液体进出量的基本平衡。

（6）饮食禁忌：术后早期肝功能尚未恢复，饮食应忌辛辣刺激及油腻饮食；术后1年肝功能恢复正常后，可适当吃辣，但应注意勿过量；因辣椒辛热，过食可使体内湿热，引起皮肤痤疮、血压升高、痔疮加重、鼻出血等，对肝移植受者的生活造成影响。

①忌大补及提高免疫力的食物，如人参、花旗参、蜂王浆、鹿茸等；②不吃影响抗排斥药代谢的食物，如柚子、葡萄；③不吃煎炸、烟熏、烧烤、腌制品等含致癌物质的食品；④不吃有刺激性的食物，如辣味食品、浓咖啡、浓茶等；⑤不吃生鱼、生肉、生牛排等可能含细菌、寄生虫的食物；⑥不吃隔夜、腐败变质的食品；⑦忌烟、酒。

86 肝移植术后贫血应多吃哪些食物

贫血患者应多吃含铁及维生素丰富的食物，具体如下：

（1）肉类、海产：牛肉、猪肉、羊肉、动物肝脏，虾、蚝、蚬等。

（2）蛋、豆及豆制品：鸡蛋、黄豆、红腰豆、腐竹等。

（3）蔬菜：木耳、胡萝卜、南瓜、菠菜。

（4）干果：龙眼、红枣、杏仁、花生、腰果、黑芝麻等。

（5）谷物：糙米、燕麦等。

87 肝移植术后高血糖饮食有哪些注意事项

（1）定时定量和化整为零：定时定量是指正餐。正常推荐一日三餐，规律进食，每顿饭进食量基本保持平稳。

这样做的目的是为了与降糖药更好地匹配，不至于出现血糖忽高忽低的状况。化整为零是指零食。在血糖控制良好的情况下，可以吃水果，以补充维生素。但吃法与正常人不同，不要饭后立即进食。可以选择饭后2小时食用水果。吃的时候将水果分餐，如一个苹果分2～4次吃完，而不要一口气吃完。分餐次数越多，对血糖的影响越小。

（2）吃干不吃稀：尽量吃"干"的，如馒头、米饭、饼，而不要吃面糊糊、粥、泡饭、面片汤、面条等。因为越稀的饮食，经过烹饪的时间越长，食物越软越烂，意味着越好消化，血糖升得越快。

（3）吃硬不吃软：糖尿病饮食中，同样是干的，我们更推荐"硬一点"而不是"软一点"。道理与上面相同。

（4）吃绿不吃红：食物太多，当不能确定哪个该吃哪个不该吃时，请记住：一般绿色的，多是含有叶绿素的植物；而红色的含糖相对较高，不宜食用。如吃同样重量的黄瓜和西红柿，西红柿可以明显升糖。所以，在不能确定的情况下，"绿色"的一般比较安全。

在选择水果上，不少人以为"不甜"的水果就可多吃，但事实上，水果无论甜、酸，都含有一定量的葡萄糖和果糖，不可单凭吃起来是否酸甜来判断葡萄糖、果糖含量的高低。糖尿病患者应多选择低生糖指数的水果，有助于保持血糖稳定。不同糖尿病患者对水果糖分的敏感度可能有一定的差异，可根据自身的实践经验作出选择。

①糖尿病患者可以选用每百克水果含糖量在10g以下的水果，包括青梅、西瓜、哈密瓜、橙、柠檬、葡萄、桃、

李、杏、枇杷、菠萝、草莓、甘蔗、椰子、樱桃、橄榄等。

②每百克水果含糖量在 11 ~ 20g 的水果，包括香蕉、石榴、柚、橘、苹果、梨、荔枝、芒果等，小心选用。

③每百克水果含糖量超过 20g 的水果，包括枣、红果，特别是干枣、蜜枣、柿饼、葡萄干、杏干、桂圆等，其含糖量甚高，不要食用。

不少蔬菜可当作水果食用，如西红柿、黄瓜、菜瓜等，每百克的糖含量在 5g 以下，又富含维生素，完全可以代替水果，适合糖尿病患者食用。

吃水果的时间：水果一般作为加餐食用，也就是在两次正餐中间，这可以避免一次性摄入过多的碳水化合物而使胰腺负担过重。一般不提倡在餐前或餐后立即吃水果。

吃水果的数量：根据水果对血糖的影响，每天可食用 200g 左右的水果（可提供约 90kcal 的热量），同时应减少半两（25g）的主食，这就是食物等值交换办法，以使每日摄入的总热量保持不变。

88 肝移植术后"茶烟酒"有哪些禁忌

1）肝移植患者不绝对禁止饮茶，如长期有饮茶的习惯，肝移植术后建议适量饮用绿茶，但应避免浓茶及过量。饮茶注意事项：①茶水有解药的特性，因此口服药物不要用茶水送服，服用抗排斥药物后 1 ~ 2 小时也应避免饮茶水，以免影响抗排斥药物的血药浓度。②喝茶时间最好在饭后，尤其对于不常喝茶的人，因空腹饮茶时会抑制胃液分泌，影响消化，严重时还会引起心悸、头痛等。③晚上喝茶时要少放茶叶，不要将茶泡得过浓，以免过于兴奋影响睡眠。④勿饮用隔夜茶。隔夜茶在放置过程中，随着浸泡时间增长，多酚类物质和维生素等会逐渐消失，生成一些氧化产物，如茶黄素、茶红素等。这些物质虽不会对人体产生危害，但从营养卫生的角度来说，茶水暴露在空气中，蛋白质、糖分等会成为细菌、霉菌等病菌繁殖的养料。如果长期饮用，难免给身体留下隐患，也会对肠胃造成刺激，引发炎症。⑤一般夏季温度较高，茶水放置不宜超过 12 小时。也不能用保温杯泡茶，避免营养成分流失。⑥黄连素与茶不能同时食用。茶水中含有约 10% 的鞣质，鞣质是生物碱沉淀剂，可与黄连素中的生物碱结合形成难溶性的鞣酸盐沉淀，降低黄连素的药效。因此服用黄连素前后 2 小时内应禁止饮茶。⑦茶水与羊肉同时食用时，羊肉中的蛋白质与茶叶中的鞣酸结合，生成鞣酸蛋白质，可使肠蠕动减弱，大便里的水分减少，易发生便秘，因此茶水最好不与羊肉同时服用。

2）肝移植术后绝对禁止吸烟及饮酒。吸烟对患者的影响主要包括以下几个方面：①长期吸烟会明显降低呼吸道中纤毛的运动能力，导致大量有害物质不能及时从气道中清除，从而增加肺部感染的发生率；②患者长期服用抗排斥药，机体免疫力本来就较正常人低，容易发生肿瘤及感染，而吸烟恰恰会增加患者患肺癌及其他癌症的概率；③烟草中的尼古丁会影响抗排斥药的代谢，导致其吸收、利用及排泄障碍，影响抗排斥药的血药浓度；④长期吸烟可明显降低血液向肝脏的送氧能力，导致肝细胞坏死；⑤某些烟草（如大麻、雪茄）中可能含有曲霉菌等真菌，吸入肺部后容易导致严重的真菌性肺炎。

酒精对肝脏功能有直接的影响。肝脏是绝大多数药物代谢的场所，药物的代谢主要依靠肝脏中的各种催化酶来完成。酒精会使某些关键酶的活性增强或下降，从而影响药物的效果；长期饮酒会导致脂肪肝及肝硬化；如果患者术前就患有乙型肝炎或丙型肝炎，术后饮酒会导致肝炎复发及病情的恶化发展。临床中，既往存在有患者肝移植术后饮酒的情况，以下为临床真实案例：肝移植术后 1 年患者，定期复查，恢复良好。患者自我感觉良好，放松警惕，短期内大量饮酒。数日后出现皮肤黄染，至医院检查肝功能指标发现明显升高、凝血功能差，考虑存在肝衰竭，住院后经保守治疗无效，病情进一步加重，危及生命。需急诊再次行肝移植方可挽救生命，但短期内无匹配肝源。患者病情逐渐恶化，最终未等到合适肝源而失去生命。

89 肝移植术后体重管理

肥胖是导致一般人群病死率升高的重要危险因素，与高血压、高血脂、2 型糖尿病、蛋白尿和脂肪肝等密切相关。在普通人群中，体重指数（body mass index，BMI）＞

$25kg/m^2$ 也被证实为 2 型糖尿病的危险因素。器官移植术后高血压、糖尿病和高脂血症的发生率与 BMI 成正比，控制 BMI，关系着肝移植受者移植物的长期存活。通过控制饮食、适当体育锻炼、抗排斥药调整等措施控制体重，可降低移植后代谢性疾病、移植物失功等的发生，提高肝移植术后生存率及生活质量。

（刘颖翠　于　瑞　张福如　廖昌贵　何婉欣）

适当活动：
锻炼肌肉，防病御痛

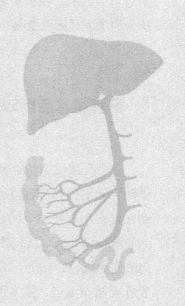

术后多久可以下床活动

　　鼓励和协助患者床上早期自主活动，尽早下床，可减少术后肺部并发症的发生，促进胃肠功能恢复，减轻术后腹胀，促进血液循环，避免下肢深静脉血栓的形成。患者病情稳定时，术后第 1 天可协助床上翻身、踩脚踏车、深呼吸等活动；第 2 天指导患者自行翻身、半卧位、床上坐起；术后第 3 天起，根据肝移植受者的病情及恢复情况，可在护士协助下在床边坐起、下床活动。

 肝移植术后运动及注意事项

　　适合肝移植受者的运动，如做早操、打太极拳、散步、慢跑、上下楼梯等强度低且富韵律性的有氧运动。每次运动强度在中等或中上的程度，以达到心跳加快（最大心率的 60% ~ 80%）、呼吸加深或微微出汗即可，以不产生肌肉酸痛为宜；1 年后可以骑车、爬山、游泳、打羽毛球等。锻炼应循序渐进、量力而行，以身体不感到疲劳为宜，劳逸结合，注意不要运动过度，避免肌肉和骨骼损伤。一般一周可安排 3 ~ 5 次的运动，每次锻炼时间 30 ~ 40 分钟，每日的运动安排可分多次完成。时间可安排在早晨或傍晚比较合适。运动过程中注意保护移植脏器，避免有碰撞行为或者过于激烈运动，如有头晕眼花、恶心、呕吐、伤口裂开、腹腔内出血、下肢静脉血栓等不能锻炼，应立即停止锻炼及时就医。患有糖尿病者最好就餐后再外出锻炼，随身携带含糖食品，以预防发生低血糖。

（张福如　于　瑞）

定期随访：
"新肝"养护的保障

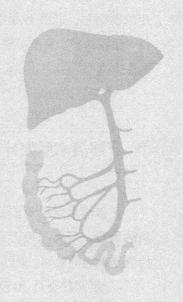

肝移植术后什么情况下可以出院

　　肝移植手术是外科手术中风险最大，手术难度最高、最复杂的手术之一。术后可能影响肝功能、心功能、肾功能、肺功能等，涉及多器官的综合治疗和预后的观察，所以肝移植术后在住院期间要密切观察病情和各方面指标，在理想的状态下才能考虑出院。肝移植术后患者在血常规、血脂、生化、血糖、电解质、出凝血正常，肝功能恢复、抗排斥药浓度满意、肝脏 B 超等影像学检查无异常的情况下，并且，患者精神、食欲等整体状况良好，伤口正常愈合拆线，医生批准后，方可出院。

93 **肝移植术后为什么要定期门诊复查**

　　肝移植术后终身需要服用抗排斥药物，可能会存在感染的风险。肝移植患者一般有其他基础病，术后同时也要控制基础病的发展，做好自我检测和定期门诊复查是关键。

　　1）定期复查可动态观察肝移植受者的康复情况、心理状态和用药情况，并给予必要的指导和健康教育。

　　2）可及时发现和处理肝移植术后各种并发症，提高生活质量，延长术后生存期。

3）移植术后肿瘤发生率高于普通人群，肝癌患者移植术后可能发生肿瘤复发转移，定期复查可及时发现肿瘤并给予适当的处理。

4）病毒性肝炎复发是影响移植肝长期存活的主要问题。需规律服用抗病毒肝炎药物和定期检测 HBsAg 和乙型肝炎 DNA 或者丙型肝炎 RNA 指标。

5）免疫排斥反应是影响预后的一个重要因素，按时按量服用抗排斥药、科学饮食十分重要。

复查频率：①术后 1 个月内，应每周复查一次；②术后 2 ~ 3 个月，应每 2 周复查一次；③术后 4 ~ 6 个月，应每个月复查一次；④术后 7 ~ 12 个月，应每 2 个月复查一次；⑤术后 1 ~ 2 年，应每 3 个月复查一次；⑥术后 2 年以后，应每 6 个月复查一次；⑦如有身体出现不适或检验指标异常，随时复诊。

复查常规检查项目：体温、血压、脉率、体重，尿液、粪便常规，血常规、肝功能、肾功能、凝血功能、血脂、血糖、血电解质、他克莫司或环孢素浓度。病毒性肝硬化患者增加乙型肝炎两对半定量、肝炎系列、HBV-DNA；肝肿瘤患者增加甲胎蛋白和肝脏彩色 B 超、肝脏 CT、胸部 X 线片等影像学检查。为了保证血液检测结果的准确性，抽血检查前需要空腹，禁食时间在 8 ~ 12 小时和禁饮时间在 6 小时左右为宜。复查抗排斥药浓度检验时，一般在服药前 30 分钟为宜，如不小心抽血后发现已服药，请将服药时间告诉医生，供医生判断药物浓度的情况。

94 出院后有哪些自我监测的项目

患者出院后，自我观察和记录每天的体温、尿量、血压与脉率、体重及每次复查的检验结果等，可方便医生及时对患者术后情况进行评估，特别是判断有无排斥反应，以便调整术后用药。

（1）体温：发热是排斥或者感染的早期表现，如肺部感染、胆道梗阻/狭窄等。急性排斥反应刚开始常表现为普通的感冒样症状和上呼吸道感染。应及早行胸部X线片和血培养检查。

（2）血压与脉率：有无头晕、头痛、心慌。血压增高、脉率加快警惕是否发生排斥反应、贫血的信号。

（3）精神、食欲状态：有无精神疲倦、乏力、食欲缺乏。

（4）腹部体征：有无肝区和上腹部胀痛、肝肿大及压痛、腹腔积液。

（5）皮肤黏膜：有无皮肤、巩膜黄染。双下肢水肿，结膜、嘴唇、甲床苍白等情况。

（6）尿量、尿色：监测24小时尿量情况，有无低于400mL、小便颜色浓茶样。观察排尿情况，有无尿频、尿急、尿痛，血尿等异常情况。

（7）大便：有无大便颜色变浅、变白，黑便、血便。

（8）血糖：有无血糖异常增高或血糖波动范围大等。

当出现以下情况时需立即回医院复诊：①自觉精神疲倦、食欲缺乏、腹胀、下肢水肿需警惕有无肝功能受损或肾功能损伤，检查有无腹腔积液及胆红素升高情况；②留意大小便的颜色，如小便呈浓茶样、大便颜色变浅、变白，或有黑便、血便；③自我观察皮肤及巩膜黄染；④发热，体温超过 37.5℃；⑤出现伤口爆裂、伤口感染立马就诊。

（何婉欣　廖昌贵　何小凤　杨宝玲）

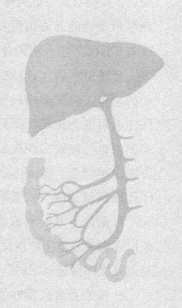

生活和生育:
想说"爱你"也容易

肝移植术后产生疲劳感是怎么回事

　　疲劳是肝移植术后常见症状之一，发生率为 66% ～ 86%，身体疲劳最为显著，心理疲劳和认知疲劳相对较轻；肝移植受者的疲劳多为慢性疲劳，在术后较长时间内持续存在。肝移植受者的疲劳受到多个因素的影响，术后正常工作的肝移植受者身体疲劳程度低于术后不工作的肝移植受者，且拥有更好的身体功能；随着移植术后时间的延长，肝移植受者的乏力情况有明显好转；情绪障碍得分越高的患者其疲劳严重程度得分也越高。

　　肝移植术后患者从移植前对手术的期盼、恐惧到移植后的兴奋，再到移植后早期对以后生活的焦虑和担心，有些患者可能会出现睡眠障碍的问题。部分患者因服用免疫抑制药也可能会出现失眠问题，睡眠状况越差的患者其疲劳情况越严重。随着术后时间的延长，药物的减少以及身体逐渐恢复适应后，失眠会有所减轻或消失。建议术后睡眠不好的患者及时调整心态，适当进行体育锻炼及适度工作以促进身心健康的恢复。如失眠严重，可与医生沟通交流，遵医嘱服用促进睡眠的药物。

　　肝移植受者突发的疲劳感应引起重视，可能是排斥反应、肝功能异常或身体其他疾病引发，应及时就医。

96 什么样的状态下能回归工作

　　肝移植术后的最终目的是最大限度恢复患者的正常生活和工作能力。手术后经过一段时间的休养，精神和身体状态都有所康复。一般来讲，术后 6 个月，复查各项指标正常，自我感觉良好说明身体已恢复正常，这就可以恢复工作。工作以轻体力活动为主，在安全的前提下做一些力所能及的事，避免高强度、重体力的工作。工作量应从轻到重，工作时间从短到长，逐步适应，以不疲劳为原则。参加工作以后，不要忘记定期到医院检查和随诊。

　　重返工作岗位能够促进患者有较好的躯体功能和较少的疲劳，更多地参与社会活动、家庭活动和娱乐活动，能使受者有较好的躯体功能、角色功能和认知功能，且随着移植年限的递增、生存期的延长其差异更为明显。这可能与肝移植受者重返工作岗位后，有机会接触社会，与更多的人员交往，获得更多的社会支持，并在参与或完成某项工作的过程中获得自尊，逐渐体会自身存在的价值，也提升对自己能力的认可有关。

97 生育：重获"新生"，把爱延续

　　肝移植术后大部分受者下丘脑-垂体-性腺轴功能异常可以逆转，性激素水平恢复或接近正常，对性功能和生育功能的影响也逐渐减弱。移植肝脏功能恢复后，体内积聚的毒性代谢产物逐渐减少，其对生殖系统的损害逐渐减轻，肝移植术后大多数育龄女性受者能成功妊娠和分娩，男性肝移植受者可顺利使配偶受孕。

　　一般来说，推荐至少要在移植术后 1 年才生育。术后 1 年内受孕的女性肝移植受者早产和排异反应的发生率较高，因而一般推荐受孕时间为术后 1 ~ 2 年。1 年后移植肝脏功能基本稳定，体内大部分毒性代谢产物已被分解代谢，抗排斥药用量也较小，有利于胎儿的生长发育，对母体健康的影响也减小。准备妊娠前应做孕前咨询或评估，包括对移植物功能状况的评估和排斥反应的评估。较理想的情况是移植物功能正常，受孕前无排斥反应，肾功能、心血管系统功能和呼吸系统功能良好。男性的性和生育功能受体内激素水平的影响，只有移植肝脏功能恢复正常一段时间后性激素水平才能恢复或接近正常，进而恢复正常的性和生育功能。移植肝功能恢复正常通常需要 1 年以上，此时抗排斥药的用量逐渐减少，对精子质量的影响减轻，术前体内积聚的可能影响精子质量的毒性代谢产物基本清除。

因此，建议男性终末期肝病患者肝移植术后的生育时间应该至少在术后 1 年。2012 年有研究报告显示，肝移植受者术后首次致孕的中位时间是术后 21 个月。

肝移植术后患者因长期服用抗排斥药，药物可通过代谢排泄到乳汁中，因此，一般不推荐进行母乳喂养，以避免婴儿不必要的抗排斥药接触。目前国外也有研究显示，他克莫司通过乳汁排泄量极少，对婴儿几乎无影响，但考虑到血浆蛋白以及红细胞对药物的影响，对于有条件监测婴儿他克莫司浓度的情况，可以考虑母乳喂养。目前，对于服用他克莫司的器官移植受者来说，已经由"不鼓励"转向"谨慎、乐观的建议"。

对于肝移植受者生育的子女生长发育状况，笔者所在移植中心曾调查 13 例肝移植术后受者，成功生育 16 名子女，年龄为 1 ～ 115 个月，中位年龄为 30.5 个月。其中 13 名子女生长发育指数接近 1995 年广州市 0 ～ 7 岁儿童生长发育指数，10 名子女接受丹佛发育筛查量表测试，未见异常。这表明肝移植受者生育的子女短期内生长发育良好。目前尚缺乏肝移植受者生育的子女远期的生长发育评价。在肾移植受者子女远期生长发育方面，南方医科大学一项对肾移植受者 33 年的长期随访结果显示，13 例婴儿出生时无生理缺陷、体格发育无异，出生后采用人工喂养，子代年龄 3 ～ 21 岁，智力、体格以及心理发育与同龄儿童无异常。

（于　瑞　刘颖翠　张福如）

疫苗接种：
做好传染病的主动防护

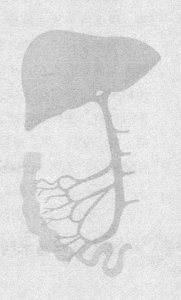

肝移植患儿能进行预防接种吗

　　肝移植患儿在移植手术前若无接种禁忌应尽可能多接种各类疫苗，间隔 2 周及以上接种灭活疫苗，间隔 4 周及以上接种减毒活疫苗。

　　移植后患儿与健康的儿童没有本质的差异，应按要求进行预防接种。移植手术 1 个月后即可接种灭活流感疫苗，6 个月后可接种各类灭活疫苗，如乙脑灭活疫苗、百日咳疫苗、甲型肝炎灭活疫苗、破伤风疫苗、白喉疫苗、流行性脑脊髓膜炎疫苗、乙型肝炎疫苗、脑膜炎球菌结合疫苗、肺炎球菌结合疫苗、B 型流感嗜血杆菌结合疫苗；经专科评估决定可否接种水痘疫苗，禁止接种除水痘外的其他减毒活疫苗，如麻疹疫苗、腮腺炎疫苗、甲型肝炎减毒活疫苗、风疹疫苗、风疹减毒活疫苗、卡介苗、轮状病毒疫苗、脊髓灰质炎疫苗、乙脑减毒活疫苗。

99 **成人肝移植术后能接种疫苗吗**

　　感染是肝移植术后常见的严重并发症，直接影响肝移植受者的生活质量及存活率。尽管抗排斥药的使用会影响疫苗的免疫效应，接种后血清转阳率和抗体滴度较正常健康人低，但接种疫苗仍有效预防了肝移植术后感染的发生；移植术前、术后疫苗接种可通过建立免疫记忆、阻断病原体复制、传播等方式预防感染性疾病的发生；接种疫苗并不增加排斥反应发生风险，其安全性已得到广泛认可，但移植后应避免接种减毒活疫苗。

接种时机：器官衰竭使机体对疫苗的反应减弱，疫苗接种的时机将直接影响疫苗接种的安全性和有效性，因此移植等待期间应尽早接种疫苗，灭活疫苗和减毒活疫苗应在移植前2周和4周完成。除流感疫苗最早可在移植后1个月接种外，其他灭活疫苗可在移植后3~6个月免疫抑制达到基线水平时开始接种；被犬、猫等动物咬伤后，应立即接种狂犬病疫苗。

成人肝移植受者推荐接种的疫苗：①流感疫苗：流感灭活疫苗为首选，建议移植等待者、受者及其家庭成员都要接种流感疫苗，建议肝移植受者每年接种流感疫苗；②带状疱疹疫苗：对于肝移植等待者和受者，接种重组带状疱疹病毒疫苗可作为一种更有效的免疫预防措施；③人乳头瘤病毒疫苗：建议45岁以下适合接种的肝移植受者在移植前后进行三剂接种方案，若移植前未能按计划完成接种，剩余剂量可在移植后3~6个月恢复接种；④肺炎球菌疫苗：建议肝移植受者接种肺炎球菌疫苗，包括肺炎球菌结合疫苗（pneumococcal conjugate vaccine，PCV）和肺炎球菌多糖疫苗（pneumococcal polysaccharide vaccine，PPV）。另外，建议成人肝移植受者接种单剂PCV13，间隔8周后可接种

PPV23，至少 5 年后接种第二剂 PPV23。

100 成人肝移植术后能接种新型冠状病毒疫苗吗

对于灭活疫苗和重组亚单位疫苗，根据既往同类型疫苗的安全性特点，建议接种。对于腺病毒载体疫苗，如康希诺生物股份公司（康希诺）生产的重组新冠病毒疫苗（5 型腺病毒载体），虽然所用载体病毒为复制缺陷型，但既往无同类型疫苗使用的安全性数据，建议经充分告知，个人权衡获益大于风险后接种。出现以下情况禁忌接种：①对疫苗的活性成分、任何一种非活性成分、生产工艺中使用的物质过敏者，或以前接种同类疫苗时出现过敏者；②既往发生过疫苗严重过敏反应者（如急性过敏反应、血管神经性水肿、呼吸困难等）；③患有未控制的癫痫和其他严重神经系统疾病者（如横贯性脊髓炎、格林 - 巴利综合征、脱髓鞘疾病等）；④正在发热者，或患急性疾病、慢性疾病的急性发作期、未控制的严重慢性病患者；⑤妊娠期妇女。

（于　瑞　张福如　刘颖翠）

参考文献

［1］中华医学会感染病学分会肝衰竭与人工肝学组.《非生物型人工肝治疗肝衰竭指南（2016年版）》［J］.中华临床感染病杂志，2016，9（2）：97-103.

［2］沈中阳.中国肝移植的发展与创新［J］.临床肝胆病杂志，2019，35（11）：2377-2385.

［3］李照，毛雨鸽，禹琛，等.乙型肝炎相关性肝癌患者肝移植术后肿瘤复发的危险因素分析［J］.中华肝脏病杂志，2018，26（2）：98-101.

［4］吴烈，孙宁东，陈世洪，等.肝硬化肝移植术后贫血的病因及防治［J］.中华肝胆外科杂志，2008，14（1）：52-53.

［5］Kirchner VA, Goldaracena N, Sapisochin G, et al. Current status of liver transplantation in North America［J］. Int J Surg，2020，10（82）：9-13.

［6］Hibi T, Wei Chieh AK, Chi-Yan Chan A, et al. Current status of liver transplantation in Asia［J］. Int J Surg，2020，10（82）：4-8.

［7］Contreras AG, McCormack L, Andraus W. de Souza M Fernandes E; Latin America Liver Transplantation Group. Current status of liver transplantation in Latin America［J］. Int J Surg，2020，10（82）：14-21.

[8] 中华医学会器官移植学分会. 中国肝移植受者选择与术前评估技术规范（2019版）[J]. 中华移植杂志（电子版），2019，13（3）：161-166.

[9] 郑树森. 肝移植 [M]. 2版. 北京：人民卫生出版社，2012：28，105，163-164，206，251-253，444，526-528，747-749.

[10] 成守珍，张振路. 新编临床专科护理健康教育指南 [M]. 广州：广东科技出版社，2016：1，185-189.

[11] 夏强. 肝移植 [M]. 3版. 上海：上海科学技术出版社，2019：323-324，834，1097，1105-1106，1010.

[12] 史艳敏，井永敏，冯文静. 应用三氯羟基二苯醚对肝移植患者进行术前口腔护理干预效果分析 [J]. 河北医科大学学报，2013，34（7）：791-791.

[13] 郑以山，王轩，许正昌，等. 肝移植术后高钠血症的原因及治疗方法（附28例报告）[J]. 中华器官移植杂志，2006，27（10）：621-622.

[14] 隋雨荧，于立新，邓文锋，等. 肝移植术后慢性低钠血症的临床研究 [J]. 器官移植，2017，8（1）：44-48.

[15] 陈孝平，汪建平，赵继宗. 外科学 [M]. 9版. 北京：人民卫生出版社，2018：13-14，412-413.

[16] 朱晓璐，郑树森. 肝移植术后移植物抗宿主病的诊治进展 [J]. 中华移植杂志（电子版），2019，13（1）：75-80.

[17] 杨敏，卢明芹. 肝细胞性黄疸的诊断与治疗 [J]. 实用肝脏病杂志，2018，21（2）：160-162.

[18] 陈灏珠，钟南山，陆再应. 内科学 [M]. 北京：人民卫生出版社，2018：407-408.

[19] 田彩云，胡晗，张国远，等. 肝源性糖尿病的诊断研究进

展［J］.中国全科医学，2021，24（9）：1158-1164.

［20］姚琳，叶桂荣.器官移植科护理健康教育［M］.北京：科学出版社，2018：44，45，118.

［21］何晓顺，郭志勇，鞠卫强，等.无缺血肝移植技术的创立——附三例报告［J］.中华器官移植杂志，2017，38（10）：577-583.

［22］李乐之，路潜.外科护理学［M］.北京：人民卫生出版社，2017：194-195.

［23］何晓顺，成守珍，朱晓峰.器官移植临床护理学［M］.广州：广东科技出版社，2012：88，102-104，217-218，244，249-251.

［24］杨永红.肝移植术后患者生存质量及影响因素的研究［D］.广州：南方医科大学，2006.

［25］彭闪闪，陈虹.肝移植术后自身免疫性肝炎复发1例［J］.肝脏，2017，22（07）：655-656.

［26］刘炜，傅宏，郭闻渊，等.老年患者肝移植临床分析［J］.中华肝脏病杂志，2008，16（5）：389-389.

［27］尤黎明，吴瑛.内科护理学［M］.6版.北京：人民卫生出版社，2019：318-339.

［28］徐小元，丁惠国，李文刚，等.肝硬化肝性脑病诊疗指南（2018年，北京）［J］.中华胃肠内镜电子杂志，2018，5（3）：97-113.

［29］代翠婷，梁文学，潘新民，等.健康女性月经期凝血功能临床研究［J］.中华全科医学，2012，10（3）：400-401.

［30］李慧，汪根树.肝硬化肝移植术后脾功能亢进的研究进展［J］.器官移植，2016，7（3）：238-240.

［31］熊超杰，虞哲伟，胡杨科，等.肝移植术中脾动脉结扎

对肝功能恢复及脾功能亢进的影响［J］.中华普通外科杂志，2020，7（7）：516-520.

［32］李照，高鹏骥，高杰，等.肝移植治疗肝硬化门静脉高压症的临床疗效［J］.中华消化外科杂志，2014，9（9）：683-686.

［33］张华鹏，郭文治，张水军.肝癌肝移植治疗［J］.中华肝脏外科手术学电子杂志，2019，8（6）：473-476.

［34］陈利芬，成守珍.专科护理常规［M］.广州：广东科技出版社，2013：68-69.

［35］黄文峰，张小玲，谢志军，等.肝移植的研究进展及常见并发症处理［J］.中国组织工程研究，2012，16（5）：907-910.

［36］吴英，唐腾骞，卢倩，等.1例肝移植术后并发腹腔内出血、认知功能障碍及压疮的护理［J］.现代临床护理，2017，16（12）：71-74.

［37］熊亮，黎利娟，安玉玲，等.肝移植术后腹腔出血原因分析及防治体会（附82例报告）［J］.器官移植，2016，7（6）：463-466.

［38］任贵军，徐春霞，曾强，等.肝移植术后早期腹腔出血的处理体会［J］.实用器官移植电子杂志，2015，3（4）：228-230.

［39］李勇，李建宁，徐国林，等.肝移植围手术期处理出血与控制（附6例报告）［J］.齐齐哈尔医学院学报，2005，26（8）：890-891.

［40］中华医学会器官移植学分会.中国肝移植术后并发症诊疗规范（2019版）［J］.器官移植，2021，12（2）：129-133.

［41］严士光，李向阳，丁友宏，等.消化道肿瘤术后发热的原因分析及处理［J］.中国医药指南，2014，23（268）：160-161.

［42］朱碧丽，何湘军，张思云.3例肝移植术后罕见高热患者

的护理［J］.护理学杂志，2007，22（2）：76-77.

［43］李晓芸，何玉莲，黑子清.肝移植患者的术后疼痛［J］.临床麻醉学杂志，2006，22（7）：520-521.

［44］申玲，王晓霞，黄丽婷，等.肾移植患者术后疼痛及与镇静舒适的相关性［J］.解放军护理杂志，2014，31（11）：25-28.

［45］李艳青，杨海莲，杜金玉.综合疼痛护理干预在肺移植术后患者中的应用［J］.中日友好医院学报，2021，35（1）：62.

［46］朱正明，熊本京，罗地来.21例肝移植术后监测与管理［J］.实用临床医学，2006，7（8）：66-68.

［47］贺莲香，旷芙蓉，彭瑛，等.原位肝移植术后临床监测与处理［J］.中国现代医学杂志，2002，12（19）：95-98.

［48］贺学宇，李玲，潘丽，等.自体肝移植术后监护要点［J］.武汉大学学报（医学版），2016，37（4）：655-658.

［49］孙晓东，叶军锋，付裕.美国肝病学会和美国移植学会2012年实践指南：成人肝移植成功后的长期管理[J].临床肝胆病杂志，2013，29（6）：1-12.

［50］中国医师协会器官移植医师分会，中华医学会器官移植学分会，中华医学会器官移植学分会.中国肝癌肝移植临床实践指南（2018版）［J］.临床肝胆病杂志，2019，35（2）：275-280.

［51］王兆北，陈玲，李红.肝移植患者术后早期活动管理的证据总结［J］.护理学报，2020，27（21）：46-50.

［52］叶海丹，芮丽涵，廖昌贵.不同下床活动时间对肝移植患者术后康复的影响［J］.现代临床护理，2016，15（4）：36-39.

［53］卓金风，吕海金，易慧敏.肝移植术后加速康复护理的标准化操作流程［J］.器官移植，2020，11（11）：121-125.

［54］马锡平.肝移植术后并发精神异常的原因分析及护理观察

［J］．实用临床护理学杂志，2017，2（9）：127-129.

［55］白玉春．肝移植术后精神异常的相关因素分析及护理进展［J］．护士进修杂志，2016，31（2）：121-124.

［56］叶桂荣，赵代红，吴晓敏．肝移植术后重症监护期患者精神状态异常的原因分析及护理［J］．护理研究，2003，17（4）：377-379.

［57］郭俊龙，曹海鹰．早期肠内营养对肝移植患者术后肝功能恢复的影响［J］．医学信息，2021，34（10）：140-141.

［58］高慧，徐正英，田永明．肝移植术后危重患者腹部不同引流装置护理的对比研究［J］．华西医学，2016，31（7）：1290-1292.

［59］张景晓，韩永仕，雷联会，等．原位肝移植术后气管插管拔除时间影响因素分析［J］．山东医药，2016，56（2）：54-55.

［60］周月红，褚敏娟，左祥荣，等．肝移植术后不放置腹腔引流管的 ICU 护理体会［J］．实用临床医药杂志，2012，16（24）：121-122.

［61］王育梅，胡树菁，朱佳，等．实体器官移植术后腹泻及护理的研究进展［J］．中日友好医院学报，2021，35（1）：49-51.

［62］张洪涛，李霄，陶开山．中国肝移植免疫抑制治疗与排斥反应诊疗规范（2019 版）［J］．器官移植，2021，12（1）：8-14.

［63］王秋果，王冠武，董文婧，等．肝移植术后胆道并发症的处理经验分析［J］．实用器官移植电子杂志，2020，8（6）：51-54.

［64］Baltars J, Ortegas T, Ortegas F, et al. Post transplantations diabetes mellitus：prevalence and risk factors［J］. Transplant Proc，2005，37（9）：3817-3818.

［65］Penforniss A, Kury-Paulins S. Immunosuppressive drug-induced diabetes［J］. Diabetes Metab，2006，32（5）：539-546.

［66］林晓鸿.肝移植受者疲乏状况及其相关因素研究［D］.北京：北京中医药大学，2016.

［67］胡正斌，周鑫，仲福顺，等.肝移植术后随访患者的饮食指导［J］.实用器官移植电子杂志，2016，4（4）：236-238.

［68］林凯璇，周秋明，李鸿儒，等.肝移植术后宫腔内人工授精成功妊娠并足月分娩一例及文献复习［J］.国际妇产科学杂志，2016，43（4）：403-406.

［69］赵慧华，赵懿，郑业伟，等.肝移植患者不同生存期重返工作岗位对生活质量的影响［J］.护士进修杂志，2015，30（16）：1446-1448.

［70］李雅岺.器官移植术后妊娠的护理进展［J］.中国实用护理杂志，2014，30（22）：72-74.

［71］金海，汪根树，陈规划.肝移植术后妊娠的研究进展［J］.器官移植，2013，4（1）：50-51，55.

［72］汪根树，李势辉，李敏如，等.13例肝移植术后患者生育情况［J］.中华医学杂志，2012（32）：2271-2273.

［73］叶桂荣，姚琳，游丽娟，等.器官移植后近期体重指数与慢性移植物功能的关联探讨［J］.中国实用护理杂志，2010，26（4）：67-68.

［74］翟巾帼，张利岩，毛莎，等.重返工作岗位与否对肝移植患者生活质量的影响［J］.护理学杂志，2010，25（20）：19-21.

［75］茹海凤，郭丽霞，刘倩，等.重返工作岗位对肝肾移植患者生活质量的影响［J］.中国实用护理杂志，2009，25（7）：8-10.

［76］黄丽华，张赛君，金静，等.重返工作岗位对肝移植术后病人生活质量的影响［J］.中华护理杂志，2005，40（10）：739-742.

［77］郭翔.特殊健康状态儿童预防接种专家共识之二十四——实体器官移植与预防接种［J］.中国实用儿科杂志，2019，34（7）：540-541.

［78］常铭谕，张健，林俊.器官移植受者疫苗接种研究进展［J］.中华器官移植杂志，2021，42（1）：56-60.

［79］中国国家卫生健康委员会.新冠病毒疫苗接种技术指南（第一版）［J］.国际流行病学传染病学杂志，2021，48（2）：91-92.

［80］李敏.糖尿病饮食指南［M］.广州：广东经济出版社，2009，72-88.

［81］李钢，药晨.器官移植术后乙型肝炎病毒感染诊疗规范（2019版）［J］.实用器官移植电子杂志，2020，8（2）：81-85.

［82］罗盛淑.肝癌患者肝移植术后早期腹胀的原因分析及护理对策研究［J］.国际护理学杂志，2015，34（3）：297-299.

［83］闫美玲，刘立玮，张弋.药物基因组学与抗排斥药的个体化用药［J］.实用器官移植电子杂志，2017，5（1）：72-76.

［84］朱静楠.他克莫司与器官移植后受者的妊娠［J］.中华器官移植杂志，2015，36（8）：509-511.

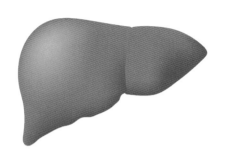
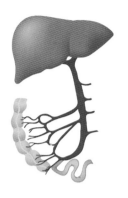

图 1-1　肝脏结构

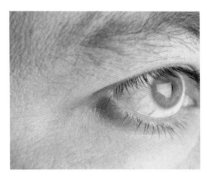

图 1-2　黄疸

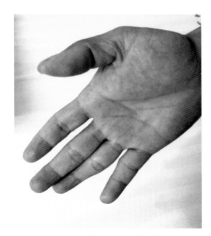

图 1-3　肝掌

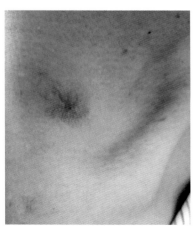

图 1-4　蜘蛛痣

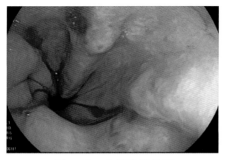

图 1-5 食管静脉曲张

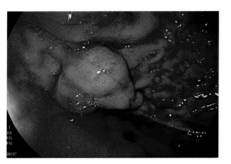

图 1-6 胃底静脉曲张及出血

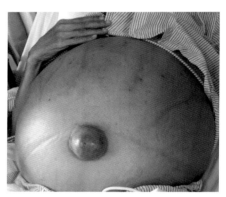

图 1-7 脐疝

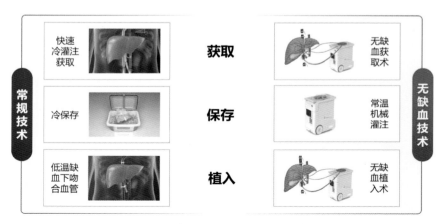

图 1-8 常规肝移植与无缺血肝移植对比

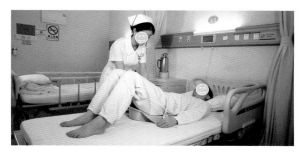

图 1-9　床上使用便器

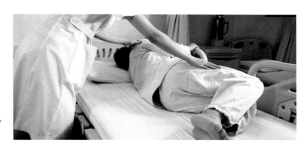

图 1-10　床上翻身

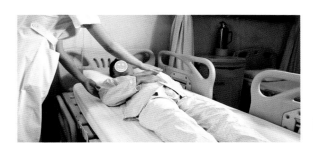

图 1-11　深呼吸

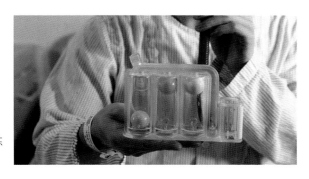

图 1-12　呼吸功能训练

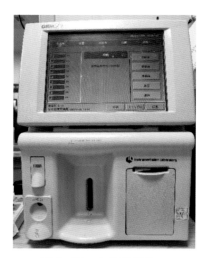

图 1-13 血气分析机

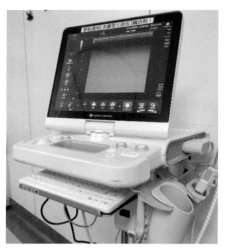

图 1-14 B 超机

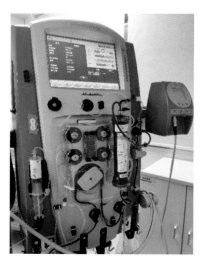

图 1-15 血液透析治疗机

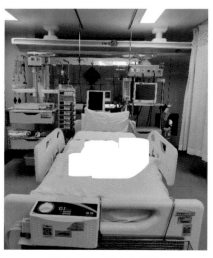

图 1-16 ICU 床单位

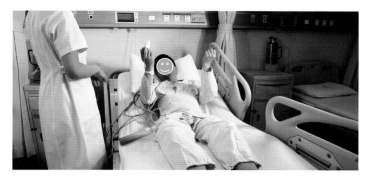

图 1-17 上肢握力训练

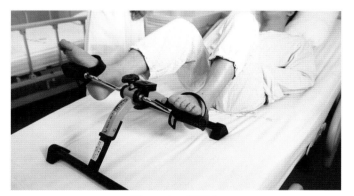

图 1-18 踩踏车

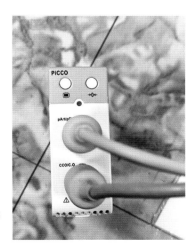

图 1-19 连续心排血量测定模块

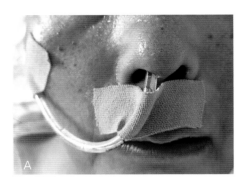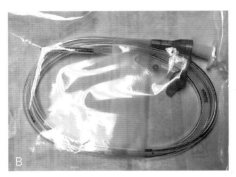

图 1-20　经鼻留置胃管（A、B）

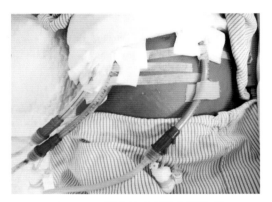

图 1-21　肝移植术后腹部引流管